常见病
中医调治问答丛书

乙型肝炎
中医调治问答

总主编　尹国有　主编　李合国　李广

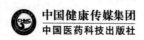

中国健康传媒集团
中国医药科技出版社

内 容 提 要

　　本书是一本中医调治乙型肝炎的科普书，以作者诊治乙型肝炎经验及患者咨询问题为基础，以乙型肝炎的中医治疗调养知识为重点，采用患者针对自己的病情提问题，医生予以解答的形式，系统地介绍了乙型肝炎的防治知识，认真细致地解答了广大乙型肝炎患者可能遇到的各种问题。本书文字通俗易懂，内容科学实用，可作为乙型肝炎患者家庭治疗和自我调养康复的常备用书，也可供临床医务人员和广大群众阅读参考。

图书在版编目（CIP）数据

　　乙型肝炎中医调治问答 / 李合国，李广主编 . —北京：中国医药科技出版社，2023.8
　　（常见病中医调治问答丛书）
　　ISBN 978-7-5214-4110-9

　　Ⅰ.①乙…　Ⅱ.①李…②李…　Ⅲ.①乙型肝炎—中医治疗法—问题解答　Ⅳ.① R259.126-44

　　中国国家版本馆 CIP 数据核字（2023）第 156279 号

美术编辑　陈君杞
版式设计　也　在

出版　**中国健康传媒集团** | 中国医药科技出版社
地址　北京市海淀区文慧园北路甲 22 号
邮编　100082
电话　发行：010-62227427　邮购：010-62236938
网址　www.cmstp.com
规格　880 × 1230mm $\frac{1}{32}$
印张　8 $\frac{1}{2}$
字数　198 千字
版次　2023 年 8 月第 1 版
印次　2023 年 8 月第 1 次印刷
印刷　三河市万龙印装有限公司
经销　全国各地新华书店
书号　ISBN 978-7-5214-4110-9
定价　**35.00 元**

获取新书信息、投稿、为图书纠错，请扫码联系我们。

丛书编委会

总主编 尹国有

编　委（按姓氏笔画排序）

王治英　王振宇　朱　磊　李　广

李合国　李洪斌　张占生　张芳芳

陈丽霞　陈玲曾　孟　毅　饶　洪

徐　颖　蒋时红　蔡小平　魏景梅

本书编委会

主　编　李合国　李　广

编　委　（按姓氏笔画排序）

尹　淑　李贺文　陈玲曾

袁遵宇　蒋时红　韩振宏

前　言

　　人最宝贵的是生命和健康，健康与疾病是全社会都非常关注的问题，健康是人们永恒的追求。返璞归真、回归自然已成为当今的时尚。中医注重疾病的整体调治、非药物治疗和日常保健，有丰富多彩的治疗调养手段，采用中医方法治疗调养疾病，以其独特的方式、显著的疗效和较少的不良反应，深受广大患者的青睐。为了普及医学知识，增强人们的自我保健意识，满足广大读者运用中医方法治疗调养常见病的需求，指导人们建立健康、文明、科学的生活方式，我们组织有关专家、教授，编写了《常见病中医调治问答丛书》。《乙型肝炎中医调治问答》是丛书之一。

　　乙型肝炎是乙型病毒性肝炎的简称，习惯称之为乙肝，它是由乙型肝炎病毒引起的肝脏炎性损害。乙型肝炎是一种最常见的传染病，具有病程较长、缠绵难愈的特点，同时也是肝硬化、肝癌等的重要发病基础。什么是乙型肝炎？怎样预防乙型肝炎？乙型肝炎有怎样的临床表现？中医是怎样认识乙型肝炎的？乙型肝炎有哪些治疗方法？怎样做才能不误诊、疗效好……人们对乙型肝炎的疑问实在太多了。

　　本书以作者诊治乙型肝炎经验及患者咨询问题为基础，以乙型肝炎的中医治疗调养知识为重点，采用患者针对自己的病情提问题，医生予以解答的形式，系统地介绍了乙型肝炎的防治知识，认真细致地解答了广大乙型肝炎患者可能遇到的各种问题。书中从正确认识乙型肝炎开始，简要介绍了病毒性肝炎的种类、乙型肝炎的临床表现、常用的辅助检查，以及乙型肝炎的诊断与预防等有关乙型肝炎的基础知识，并详细阐述了中医辨证分型治疗、单方验方治疗、中成药治疗，以及饮食调养、运动锻炼、起居调摄等中医治疗调养乙型肝炎的各种方法。

书中文字通俗易懂，内容科学实用，所选用的治疗和调养方法叙述详尽，可作为乙型肝炎患者家庭治疗和自我调养康复的常备用书，也可供临床医务人员和广大群众阅读参考。需要说明的是，乙型肝炎是一种难以根除的慢性病，医生与患者共同参与、互相配合，采取综合性的治疗调养措施，是提高乙型肝炎治疗效果的可靠手段。由于疾病是复杂多样、千变万化的，在应用本书介绍的治疗和调养方法治疗调养乙型肝炎时，一定要先咨询医生，切不可自作主张、生搬硬套地"对号入座"，以免引发不良事件。

在本书的编写过程中，参考了许多公开发表的著作，在此一并向有关作者表示衷心感谢。由于水平有限，书中不当之处在所难免，欢迎广大读者批评指正。

编者

2023 年 6 月

目　录

第一章
正确认识乙型肝炎

第二章
中医治疗乙型肝炎

第三章
自我调养乙型肝炎

第一章
正确认识乙型肝炎

什么是乙型肝炎？怎样预防乙型肝炎？由于缺少医学知识，人们对乙型肝炎的疑问实在太多了，然而在看病时，由于时间所限，医生与患者的沟通往往并不充分，患者常常是该说的话没有说，该问的问题没有问，医生也有很多来不及解释的问题。本章讲解了什么是乙型肝炎、怎样预防乙型肝炎等基础知识，相信对正确认识乙型肝炎有所帮助。

01 肝炎是怎么回事？肝炎都会传染吗？

咨询： 我今年32岁，平时喜欢饮酒，近段时间总感觉腹胀、恶心，也不想吃饭了，以为是消化不良引起的，可服用健胃消食片多日，仍不见好转，昨天到医院就诊，经检查确诊为酒精性肝炎，有人说肝炎还会传染，请问**肝炎是怎么回事？肝炎都会传染吗？**

解答： 这里首先告诉您，肝炎就是指肝脏发炎，并不是所有的肝炎都有传染性，只有病毒性肝炎才有传染性，像您这种酒精性肝炎，就不会传染。

导致肝脏发炎的原因有很多，许多病原微生物，如病毒、细菌、真菌、立克次体、螺旋体及某些原虫和寄生虫的感染都可能引起肝脏发炎；各种毒物（如砒霜）、毒素（细菌的内外毒素）和某些药物（如异烟肼、吲哚美辛、氯丙嗪等）的中毒也都可引起中毒性肝炎。由药物中毒引起的肝炎称为药物性肝炎；由细菌引起的肝炎称为细菌性肝炎；由病毒引起的肝炎称为病毒性肝炎；由于长期饮酒造成的肝炎称为酒精性肝炎；由于自身免疫功能异常引发的肝炎称为自身免疫性肝炎等。

日常生活中最常见到的肝炎有病毒性肝炎、酒精性肝炎、药物性肝炎和自身免疫性肝炎，其中只有病毒性肝炎具有传染性。通常人们所说的"肝炎"，主要是指由甲型、乙型、丙型、丁型、戊型等肝炎病毒所引起的病毒性肝炎。病毒性肝炎是一组由嗜肝性肝炎病毒引起的常见传染病，肝炎病毒通过不同的途径进入人体，在肝脏生长繁殖，破坏肝组织的正常结构，影响肝脏的生理功能，并出现一系列的临床症状。病毒性肝炎具有传染性较强、传播途径复杂、流行面广、发病率高等特点。部分急性病毒性肝炎患者可演变成慢性，并可发展为肝硬化和原发性肝细胞癌等。

02 病毒性肝炎有哪几种？什么是乙型病毒性肝炎？

咨询：我今年30岁，在单位体检时，查出患有乙型病毒性肝炎，我们单位的李师傅，他患的是丙型病毒性肝炎，听说还有甲型、戊型病毒性肝炎存在，我想多了解一些有关病毒性肝炎的知识，请问病毒性肝炎有哪几种？什么是乙型病毒性肝炎？

解答：引起病毒性肝炎的病毒种类很多，目前公认的有甲型肝炎病毒（HAV）、乙型肝炎病毒（HBV）、丙型肝炎病毒（HCV）、丁型肝炎病毒（HDV）、戊型肝炎病毒（HEV），它们分别引起甲型病毒性肝炎、乙型病毒性肝炎、丙型病毒性肝炎、丁型病毒性肝炎、戊型病毒性肝炎。甲型病毒性肝炎、戊型病毒性肝炎主要经粪－口途径感染，有季节性，可引起暴发流行，通常3个月内恢复健康，一般不转化为慢性肝炎，属于可自愈的疾病，预后相对良好；而乙型、丙型及丁型病毒性肝炎传播途径较为复杂，以血液传播为主，无季节性，常为散发，感染后有相当一部分可演变为慢性肝炎，一旦慢性化，很难彻底治愈，病情有可能向肝硬化，甚至肝癌方向演变。

除了以上5个类型病毒性肝炎，临床上仍有少部分肝炎患者的病原得不到明确，因此不少学者试图探索是否还有新型肝炎病毒存在。随着分子生物学技术的飞速发展，研究的不断深入，近几十年来不断有新的肝炎病毒被发现及分离成功。但目前对于病毒的分类、复制状态以及致病性等均不清楚，新的肝炎病毒的正式命名尚未得到国际病毒分类与命名委员会的最后确定，国际上多数学者对此持慎重态度。

乙型病毒性肝炎简称乙型肝炎，习惯称之为乙肝，是由乙型肝炎病毒引起的肝脏炎性损害。乙型病毒性肝炎是一种最常见的传染病，其传播途径复杂，具有病程较长、缠绵难愈的特点，同时也是肝硬化、肝癌等的重要发病基础。

03 乙型肝炎的传播途径有哪些？

咨询： 我今年31岁，在单位体检时，发现患有乙型肝炎，单位同事知道后，担心被传染，都离我远远的，家里人知道后也惊慌失措，不知道采取怎样的措施进行预防。请问乙型肝炎的传播途径有哪些？

解答： 乙型肝炎即乙型病毒性肝炎，是一种传染病，发现您患乙型肝炎后，单位同事、家里人担心被传染是可以理解的，毕竟他们不是医务人员，不知道乙型肝炎的传播途径。不过话说过来，乙型肝炎并不可怕，只要弄清其传播途径，注意采取适当的预防措施进行预防，可以避免传染的发生，其中，对高危人群注射乙型肝炎疫苗和乙型肝炎免疫球蛋白是预防乙型肝炎发生的可靠方法。

乙型肝炎的主要传染源是体内带有乙型肝炎病毒的人，包括急、慢性乙型肝炎，重型乙型肝炎患者以及乙型肝炎病毒表面抗原携带者等，其中以急性乙型肝炎的潜伏后期和发病初期传染性最强。由于乙型肝炎病毒存在于血液、唾液、汗液、腹水、羊水、尿液、精液、阴道分泌物、月经及乳汁等中，所以其传播途径较多并且复杂。

乙型肝炎病毒主要经血（如不安全注射等）、母婴及性接触传播。由于对献血员实施严格的乙型肝炎病毒表面抗原和乙型肝炎病毒DNA筛查，经输血或血液制品引起的乙型肝炎病毒感染已极少发生。经破损的皮肤或黏膜传播主要是由于使用未经严格消毒的医疗器械和侵入性诊疗操作不安全注射特别是注射毒品等，其他如修足、文身、扎耳洞、医务人员工作中的意外暴露、共用剃须刀和牙刷等也可传播。母婴传播主要发生在围产期，多为在分娩时接触乙型肝炎病毒阳性母亲的血液和体液传播，随着乙型肝炎疫苗联合乙型肝炎免疫球蛋白的应用，母婴传播已大为减少。与乙型肝炎病毒阳性者发生无防护的性接触，特别是有多个性伴侣者，其感染乙型肝炎病毒的危险性增高。

乙型肝炎病毒不经呼吸道和消化道传播，因此，日常学习、工作和生活接触，如同一办公室工作（包括共用计算机等办公用品）、握手、拥抱、同住一宿舍、同一餐厅用餐和共用厕所等无血液暴露的接触，不会传染乙型肝炎病毒。另外，流行病学和实验研究未发现乙型肝炎病毒能够通过吸血昆虫（如蚊、臭虫等）传播。

04 有黄疸就是肝炎吗？

咨询： 我患乙型肝炎已半年，巩膜、小便时常发黄，医生说是有黄疸，我们单位的小刘，这几天巩膜也明显发黄，到医院一查，也说是患了急性黄疸性肝炎，我还经常听人说巩膜及皮肤发黄多数是肝炎病情较重的表现，似乎肝炎都有黄疸。请问<u>有黄疸就是肝炎吗？</u>

解答： 因为在临床中有众多的黄疸性肝炎患者，在乙型肝炎病情较重时也常出现黄疸，所以给人一种错觉，似乎只要出现黄疸就一定是肝炎，我们不也时常可以听到有人这样说："某某眼睛及皮肤都发黄了，恐怕肝炎很重？""某某这几天眼睛发黄了，恐怕是得黄疸性肝炎了吧？"其实这是一种误解，有黄疸不一定就是肝炎，有肝炎也不是必定会出现黄疸。

临床上把眼白部位的巩膜和皮肤发黄叫黄疸，其形成原因是复杂多样的。黄疸形成的过程与人体血液中红细胞的破坏、肝脏的正常功能及胆管的畅通诸因素直接相关。人体血液内的红细胞在不断衰老、死亡、更新的过程中，产生一种叫胆红素的物质。胆红素是依靠肝脏来进行代谢的。在正常情况下，人体血液中的红细胞不断从骨髓中产生，红细胞的生命期平均为 120 天，衰老的红细胞自然破坏后就产生血红蛋白。每天有 250~300 毫克的血红蛋白在体内要转化为间接胆红素，这种间接胆红素随血液循环到达肝脏，在肝细胞内转化为直接胆红素。肝细胞分泌直接胆红素到毛细胆管后，成为胆汁中的主要成分。胆汁从胆管经小肠到大肠，在小肠下段被大肠里的细菌分解，把直接胆红素还原，转变为胆素原，每天排出 40~280 毫克的粪胆素（由胆素原氧化而成），使大便染成黄色。胆素原的另一小部分重新由肠道回吸收入血，再回到肝脏，随血循环由肾脏排出（每天 0.5~4.0 毫克），即尿胆原。

　　上述过程周而复始，胆红素的产生和肝脏代谢及胆红素的排泄量处于动态平衡中，所以正常人体中的胆红素量是恒定的，每升血液中含有 17.1 微摩的胆红素，尿胆原为少量，大便保持正常黄色。如果上述过程的任何一个环节发生病变或障碍，如某些病变使胆红素生成过多，或肝胆代谢胆红素的功能出现障碍，或胆红素的排泄受阻，胆红素就会大量反流或存留在血中，血清胆红素量就可能升高。当每升血液中血清胆红素的量大于 34.2 微摩时，胆红素便可明显从血管中渗入到眼部巩膜、皮肤及黏膜，使其呈黄色。同时，尿中的胆红素含量也会增加，使尿黄色加深，这些现象就是人们常说的黄疸。黄疸时往往以巩膜发黄最明显，这除了眼直接外露易被发现外，还与两点有关，一是巩膜是全身最白的一种组织，最容易被染黄，另一是眼球结膜组织极为疏松，血管丰富，血中的胆红素最容易由这里向外渗透将周围组织染黄。

　　在人体胆红素的代谢过程中，肝细胞承担着重要任务，是处理胆红素的基地，当肝脏发炎时，其基地遭到破坏，极易出现黄疸，但这并不说明有黄疸就是肝炎。某些原因，如先天性代谢酶和红细胞遗传性缺陷，以及理化、生物和免疫因素所致的体内红细胞破坏过多，贫血、溶血，使血内胆红素原料过剩，均可造成肝前性黄疸。由于结石和肝、胆、胰腺肿瘤以及其他炎症，致使胆管梗阻，胆汁不能排入小肠，就可造成肝后性黄疸。新生儿出生不久可因红细胞大量破坏，肝细胞对胆红素摄取不全而出现生理性黄疸。另外一些感染性疾病，如败血症、肺炎及伤寒等，在少数情况下也可出现黄疸。严重心脏病患者心衰时，肝脏长期淤血肿大，可以发生黄疸。各种原因造成的肝细胞损害，均可引起肝性黄疸。

由上不难看出，只要血中胆红素的浓度超过 34.2 微摩 / 升时，都可发生显性黄疸。肝炎仅是肝性黄疸的原因之一。除了新生儿黄疸是正常生理现象，任何一种黄疸都说明体内出现了异常。遇到黄疸患者，应根据具体情况，结合体征、化验、B 超及 CT 等检查结果进行综合判断，找出引发黄疸的原因，千万不要一见黄疸就武断地诊断为肝炎。

05 肝区痛都是肝炎引起的吗？

咨询：我今年 50 岁，患乙型肝炎已十余年，时常肝区隐痛不适、厌食、腹胀，我们单位的刘大姐，近段时间也总感觉肝区胀满疼痛，到医院检查发现患有丙型肝炎，只要出现肝区疼痛人们常常首先考虑是不是患有肝炎，请问肝区痛都是肝炎引起的吗？

解答： 所谓肝区痛是指右季肋区的自发性疼痛。肝和胆均由腹腔神经丛交感支、迷走神经腹支和脊髓神经的膈神经支配，肝、胆组织中分布着许多内脏神经的感受器，一旦肝脏及胆囊发生炎症，或受到压力、温度或化学刺激，就可形成冲动，传入大脑，产生隐痛、压痛甚至绞痛或针刺样、烧灼样感觉。肝包膜上的神经与膈神经相连，属脊髓感觉神经支配，急性肝炎时，由于肝脏充血、肿胀、渗出和肝细胞坏死，把肝脏外包膜撑开，撑紧的肝包膜刺激神经后产生胀痛、钝痛、重压感或针刺样疼痛。慢性肝炎或肝炎恢复期，肝肿胀引起的肝包膜的紧张度已相应缓解，肝功能已明显好转或正常，但患者仍常感到肝区不同程度的疼痛不适，这些现象多数是由于久病后大脑已形成疼痛的固定兴奋灶，一时难以消除的缘故。

我国肝炎发病率高，肝炎急性期、恢复期等都可具有肝区痛的症状和叩击痛的体征，所以只要出现肝区疼痛，人们常首先考虑肝炎。但肝脏周围邻近脏器组织很多，许多疾病和原因都可引起肝区疼痛，肝区痛不全是肝炎引起的。

肝胆疾病是引起肝区痛的最常见原因。急性肝炎，特别是黄疸性肝炎，60%~90% 会引起胆囊及胆道感染，胆囊内的炎症和寄生虫、细菌、结石的存在，常可引起肝区不适、疼痛甚至剧烈绞痛；肝癌、胆管癌、肝脓肿、胰腺癌等也可引起与肝炎相似的肝区痛。肝炎的炎性渗出物使肝包膜与腹膜或肝脏邻近组织发生纤维性粘连，一旦劳累、体位转换、感冒、饮食后牵拉了粘连处的神经，也可引起肝区疼痛不适。

膈下脓肿、右肾肿瘤以及胸膜和肺组织的病变也会有肝区痛的症状；肋间神经痛、肋间肌损伤、胸壁结核等胸壁疾患也都可能是肝区痛的原因。另外，意外撞击引起胸壁挫伤、肋骨骨折等，也可表现为肝区痛；固定性的书写体位，可使肋间肌肉受压而产生右季肋区疼痛；生气、恼怒等情志不畅也可引起右季肋区疼痛。

总之，肝区痛的原因是多方面的，有肝区痛时不要只想到肝炎，应根据具体情况做进一步的检查，以便明确诊断。

06 肝大都是肝炎引起的吗？

咨询： 我患乙型肝炎已有6年，肝脏和脾脏都增大，我儿子今年12岁，前段时间因发热、呕吐、小便黄到医院就诊，医生说肝脏大，很可能得了肝炎，经进一步检查确诊为急性黄疸型甲型病毒性肝炎，我不明白，请问肝大都是肝炎引起的吗？

解答： 正常人的肝脏是不易摸到的，患肝炎时由于肝脏出现充血水肿，在肝组织内有淋巴细胞、单核细胞及中性白细胞浸润，肝细胞呈肿胀、气球样变，所以肝脏常较原先肿大，在肋缘下容易被触及。据此，有些人见到肝大就认为是肝炎，其实肝大的原因很复杂，肝大未必就是肝炎。

临床所谓的"肝大"是以肝脏上下界距离是否超过9~11厘米，肋缘下是否触及，剑突下肝边缘是否超过3厘米为依据的。除肝大外，其他许多因素也可导致肝脏在肋缘下可触及，如腹壁松弛的瘦弱者肝脏常下垂，这样它的上界就低于第5肋间隙，而下界可在肋缘下1~2厘米、剑突下3~5厘米处被触及，但质地柔软，无压痛。经常站立工作的人肝脏触及率高，晚间比早晨易触及，7岁以下的儿童也多数可触及。若邻近器官发生病变，如肺气肿、右侧胸腔大量积液、膈下脓肿等，均可使肝脏下移而在肋缘下被触及，这些都不能算是肝大。另外，如果肝脏仅是前后径和左右径增大，在肋缘下就不易触及。因此，仅以医生在肋缘下是否触及肝脏就做出肝大或不大的结论是不科学的。

由于经验不足而将腹壁组织或肝脏邻近组织误认为是肿大的肝脏者时常见到。以下几种情况尤应给予注意：腹部肌肉发达者的腹直肌腱及肥胖者的皮下脂肪结节都有可能被误认为是肝下缘；右横结肠常与肝下缘混淆；胆囊肥大时有时不易与肝大区分；右肾下垂者有时会认为是肝脏；胃大弯处肿瘤也常被误认为是肝大。检查不认真、思想上轻视是误诊肝大的重要原因。

虽然肝大往往表示肝脏有病变，但也不一定是肝炎，肝大原因较为复杂，一般认为有以下几种可能。①感染：最为常见，除了肝炎病毒外，其他病毒、细菌等也可引起肝大，常见的有肝脓肿、肝包虫病等；②肝肿瘤：由于肝脏本身发生肿瘤的机会较多，且又是腹腔肿瘤最常见的转移部位，肝肿瘤在临床中较为常见，所以肝大者应及早排除肝肿瘤；③肝脏瘀血：当心力衰竭或其他原因引起静脉回流受阻时，血液大量淤积于肝脏，致使肝大；④胆汁淤积：无论什么原因引起肝内或肝外胆管阻塞，胆汁淤积，均可造成肝脏增大，常见的有胆总管结石、胆总管癌、胰腺癌等。另外，由于肝脏是一个极重要的代谢器官，各种代谢物质，如脂肪、类脂质、糖原等的积聚，也常引起肝大。

由上可以看出，对肋缘下触及的肝脏，是否为病理性增大，还需结合症状、化验及超声波等资料加以全面分析，然后做出判断。肝大不是肝炎所特有，所以肝大不等于肝炎，一旦发现肝大，应尽早明确原因，以便合理地治疗。

07 血清转氨酶升高是怎么回事？

咨询： 我平时并无什么不舒服的感觉，近日体检发现血清转氨酶升高，医生建议我进一步检查一下，看是不是患有乙型肝炎、胆囊炎等疾病，我不明白什么是血清转氨酶升高，请问血清转氨酶升高是怎么回事？

解答： 转氨酶又称为氨基转移酶，种类繁多，其中最主要的是丙氨酸氨基转移酶和天门冬氨酸氨基转移酶两种。转氨酶主要存在于肝细胞的线粒体中，只要肝脏发生炎症、坏死、中毒等损害，转氨酶就会由肝细胞释放到血中，所以肝脏本身的疾患，特别是各型病毒性肝炎（比如甲肝、乙肝、丙肝）、肝硬化、肝脓肿、药物性肝炎、酒精性肝炎、脂肪肝、肝癌等，均可引起不同程度的血清转氨酶升高。除肝脏外，体内其他脏器组织如心、肾、肺、脑、肌肉也含有转氨酶，因此心肌炎、肾盂肾炎、大叶性肺炎、肺结核、钩端螺旋体病、血吸虫病、肠伤寒、胆囊炎、疟疾等，也均可引起血清转氨酶升高。血清转氨酶升高不一定都是病毒性肝炎，必须结合流行病学资料、症状、体征和其他检测指标综合分析，才能做出正确的诊断。

发现血清转氨酶升高，应从以下几个方面考虑，并注意进行鉴别。①进一步检查肝功能、肝炎病毒指标（包括乙型肝炎"两对半"、丙肝抗体、甲肝抗体等），如果肝功能仍然异常、肝炎病毒指标阳性，可再重复检查 1 次，依然异常，可确诊为某型病毒性肝炎；②体质过胖者，很有可能为脂肪肝，脂肪肝引起的血清转氨酶升高常伴有血脂（胆固醇、三酰甘油等）含量升高；③常饮酒者可以造成酒精性肝炎，其特点为肝脏增大，有压痛，且与脂肪肝并存；④有输血或输注血液制品史，有手术、外伤史者，一定要检查是否有乙型肝炎及丙型肝炎；⑤直系亲属或旁系亲属中有乙型肝炎患者，尤其是父母患有乙型肝炎者，一定要检查乙型肝炎"两对半"，以排除乙型肝炎；⑥最近服用过对肝脏有损害的药物者，要注意药物性肝炎的可能；⑦女性尤应注意有无自身免疫性肝炎的可能，检查自身免疫抗体（抗核抗体、抗平滑肌抗体等）是否为阳性；⑧既往是否有胆囊炎、心脏病、肾炎等疾病，这些病也可以引起血清转氨酶升高；⑨要注意排除钩端螺旋体病、血吸虫病、肝硬化和肝癌等疾病引起的血清转氨酶升高；⑩最近是否过度劳累，因为劳累也可引起血清转氨酶升高。

引起血清转氨酶升高的原因是多方面的，一旦发现血清转氨酶升高，不能武断地认为就是肝炎，要认真检查，综合考虑，明确病因，恰当治疗。

08 乙型肝炎黄疸越深传染性就越强吗?

咨询: 两年前我因急性黄疸型乙型肝炎在医院感染科住院治疗,当时全身皮肤黄染,小便黄如浓茶,黄疸很重,医生说传染性很强,之后家人总以为黄疸越深传染性就越强,每当我黄疸出现或加重时很担心被传染,请问乙型肝炎黄疸越深传染性就越强吗?

解答: 家人的担心可以理解,毕竟平时我们常可听到这样的说法:"某某得乙型肝炎后黄疸很重,传染性肯定很强""黄疸越重乙型肝炎的传染性越强"。似乎乙型肝炎传染性的强弱与黄疸的深浅有直接关系,其实这是一种误解。

乙型肝炎有急性、慢性之分,同时乙型肝炎病毒携带者众多,不论是急性乙型肝炎还是慢性乙型肝炎,都可表现为黄疸型和无黄疸型,黄疸型的黄疸深浅主要取决于毛细胆管阻塞程度和肝细胞坏死阻塞胆道通路的情况。绝大多数乙型肝炎患者黄疸的加深与肝细胞坏死程度相平行,黄疸越深,临床症状越重,病情可向急性、亚急性或慢性重型肝炎发展,但并不意味着传染性强。黄疸深不一定传染性强,无黄疸并不说明没有传染性,黄疸的深浅只与病情的轻重有关,与传染性则没有直接关系。

乙型肝炎患者和乙型肝炎病毒携带者传染性的强弱与乙型

肝炎病毒是否在体内活跃复制有关，也就是说与血液中乙型肝炎病毒 DNA 的水平有关，而与肝功能的情况，比如谷丙转氨酶、谷草转氨酶以及胆红素的水平无关。不管乙型肝炎患者是黄疸型还是无黄疸型，也不管是急性或慢性，以及乙型肝炎病毒携带者，只要检查出的乙型肝炎病毒 DNA 的水平高，其传染性就强，反之其传染性就弱。

09 乙型肝炎患者为何常合并胆囊炎？

咨询： 我今年 46 岁，近段时间总感觉右上腹胀满不舒服，吃油腻食物后更为明显，昨天到医院就诊，经检查诊断为乙型肝炎、胆囊炎。我大姐患有乙型肝炎，她也有胆囊炎，听说乙型肝炎常合并有胆囊炎，请问<u>乙型肝炎患者为何常合并胆囊炎？</u>

解答： 这里首先告诉您，乙型肝炎确实常合并有胆囊炎。乙型肝炎患者合并胆囊炎者在临床中相当常见，有统计表明，30%~80% 的乙型肝炎患者经 B 超检查发现有胆囊炎，胆囊收缩功能欠佳，胆囊壁增厚、水肿。在合并继发细菌感染、胆囊炎急性发作时，患者可出现发热，胆囊区压痛，墨菲征阳性，外周血白细胞及中性粒细胞升高，此时较易诊断。不过大多数乙型肝炎合并胆囊炎的患者症状不明显，仅表现为右上腹或肝区不适、钝痛，此时考虑的多是乙型肝炎的症状，而忽略了胆囊炎的存在。

乙型肝炎之所以容易合并胆囊炎，与以下因素有关。①肝脏病变时胆汁成分发生改变，胆汁黏稠，胆盐浓度增加，胆汁排泄速度减慢，在胆管存留时间延长；②胆汁成分和量发生改变，排泄速度减慢，对肠道细菌的抑制作用降低，细菌容易逆行进入胆管引起感染；③乙型肝炎病毒在胆管、胆囊上皮细胞内存在、繁殖，影响其功能；④乙型肝炎病毒抗原抗体复合物沉积于胆管、毛细胆管内皮基底膜引起免疫损害，或通过细菌毒T细胞、NK细胞杀伤表达乙型肝炎病毒抗原的胆管上皮细胞引起的损害。

乙型肝炎合并胆囊炎一般不需要特殊处理，随着肝炎的好转，胆囊炎自可逐渐消失，除非胆管继发细菌感染，一般不需使用抗菌药物。

10 什么是肝硬化？发病原因有哪些？

咨询： 我患有乙型肝炎，这几年一直服用抗病毒药治疗，病情还算稳定，我姐夫张某，也患有乙型肝炎，前几天因肝硬化住院了，听说绝大多数肝硬化都是乙型肝炎引起的，并且病情很严重，我很担心。请问<u>什么是肝硬化？发病原因有哪些？</u>

解答： 的确，绝大多数肝硬化都是乙型肝炎引起的，并且乙型肝炎一旦发展成肝硬化，病情都很严重。您想了解一下什么是肝硬化以及肝硬化的发病原因，下面给您简单说一说，希望对您有所帮助。

肝硬化是一种常见的、由不同病因引起的以肝组织弥漫性纤维化、假小叶和再生结节形成为特征的慢性肝病，临床上有多系统受累，以肝功能损害和门静脉高压为主要表现，晚期常出现消化道出血、肝性脑病、继发感染等严重并发症。通常肝硬化的起病隐匿，病程发展缓慢，代偿期症状较轻，缺乏特异性，失代偿期症状显著，可有纳差、乏力、恶心呕吐、出血倾向、内分泌紊乱的表现以及脾大、腹水等。

肝硬化是我国常见的疾病和主要死亡病因之一，引起肝硬化的病因有很多，在我国以病毒性肝炎（尤其是乙型肝炎、丙型肝炎）演变所致者居多，慢性肝炎迁延不愈，肝细胞不断坏死、再生，最终导致肝纤维化、肝硬化。长期大量饮酒，导致肝细胞损害，肝细胞变性、坏死、肝纤维化，严重者发生肝硬化。此外，循环障碍（如长期反复的慢性心力衰竭、肝静脉和下腔静脉阻塞等）、胆汁淤积（持续肝外胆管阻塞或肝内胆汁淤积）、工业毒物或药物的影响（长期服用某些药物或长期接触化学毒物）、代谢障碍、营养障碍、寄生虫感染以及免疫功能紊乱等，也都可引起肝硬化。

11 乙型肝炎与肝硬化、肝癌有什么关系？

咨询： 我朋友李先生患乙型肝炎多年，前段时间因身体不适到医院就诊，经检查发现已演变成肝硬化，邻居刘阿姨前天确诊为肝癌，以前也患有乙型肝炎，我患乙型肝炎已十余年，现在是忧心忡忡，担心病情变化，请问乙型肝炎与肝硬化、肝癌有什么关系？

解答： 有关资料表明，肝硬化绝大多数是由乙型肝炎引起的，原发性肝癌有 80%~90% 合并有肝硬化，而肝硬化患者中 20%~30% 发展成肝癌，肝癌患者约 80% 可查出乙型肝炎病原标志物。由此可见，乙型肝炎、肝硬化、肝癌有极其密切的关系，这正是乙型肝炎 - 肝硬化 - 肝癌"三部曲"的由来。

所谓肝硬化，是指肝脏组织反复受到损害而造成的一种严重慢性肝脏病变。主要表现为肝细胞变性和坏死，结缔组织增生，肝质地坚硬、体积缩小，肝功能差等。肝硬化多由乙型肝炎引起，但并非所有的乙型肝炎均能引起肝硬化。临床上大多数乙型肝炎患者经过合理的治疗是可以临床治愈或基本治愈的，即使是慢性轻度、中度乙型肝炎（相当于原来的慢性迁延性和轻、中度慢性活动性肝炎），只要进行有效治疗和合理调理，大多数也是可以好转或临床治愈、基本治愈的，仅有个别的患者发展到肝硬化阶段。

即使乙型肝炎发展为肝硬化，其中大部分预后也是较好的，只有其中的小部分可转变为肝癌，何况转变是有条件的，不要认为一旦诊断为肝硬化，就等于不治之症。肝脏有很强的再生和代偿能力，肝硬化后即使丧失 50%~60% 的正常肝细胞，患者仍能较正常生活和工作，只有细胞破坏达 70% 左右时，才会出现肝功能衰竭的表现。根据有关资料，只有 1/3 的肝硬化患者是因肝功能衰竭或其并发症而死亡的，近 2/3 的肝硬化患者可享受天年。

虽然说乙型肝炎、肝硬化、肝癌有极其密切的关系，肝癌是肝硬化的严重并发症，但并不是说乙型肝炎都会按这三部曲去发展，绝大多数乙型肝炎患者预后是良好的。因此，乙型肝炎表面抗原携带者或乙型肝炎患者大可不必为此惊慌失措或悲观失望。只有正确对待乙型肝炎表面抗原携带者，积极地治疗急、慢性乙型肝炎，在乙型肝炎恢复期以及慢性肝炎、肝硬化的相对稳定阶段加强自我调养，才是促使乙型肝炎患者顺利康复、预防肝硬化和肝癌发生的重要措施。

12 乙型肝炎为何多为慢性的？

咨询： 我患有慢性乙型肝炎，我们单位的朱老师也患有慢性乙型肝炎，我每次到医院看病，碰到的乙型肝炎患者绝大多数也都是慢性的，而急性乙型肝炎却很少见，我想不明白，慢性应该是从急性迁延形成的，急性的也应当不少，请问<u>乙型肝炎为何多为慢性的</u>？

解答： 确实像您所说的那样，我国有众多的乙型肝炎患者，并且多为慢性的，真正的急性乙型肝炎并不很多。为什么乙型肝炎这么多，而且又多为慢性的呢？这与多方面的因素有关。

（1）垂直传播因素：我国乙型肝炎高发的主要原因是乙型肝炎多来源于家族性的垂直传播，即通常所说的母婴垂直传播。母亲如果是乙型肝炎患者，所生子女又没有及时注射乙型肝炎免疫球蛋白和乙型肝炎疫苗，其子女几乎100%会成为乙型肝炎病毒携带者。

（2）忽视免疫接种：乙型肝炎免疫球蛋白和乙型肝炎疫苗是阻断乙型肝炎垂直传播和乙型肝炎病毒代代相传的最佳措施，忽视免疫接种，不能及时注射乙型肝炎免疫球蛋白和乙型肝炎疫苗是造成众多的乙型肝炎病毒携带者和慢性乙型肝炎重要原因之一。如果早10年甚至20年能将乙型肝炎疫苗作为计划免疫的一项强制性措施在我国城乡普遍实施，能根据需要及时应用乙型肝炎免疫球蛋白，到现在我国乙型肝炎的发患者数肯定已大大减少了。

（3）未成年时感染乙型肝炎病毒：许多慢性乙型肝炎患者实际自幼年就感染上了乙型肝炎病毒，只不过自己不知道，在其后的某一次偶然查体或明显发病时才被发现，此时实际感染乙型肝炎病毒的年限可能已相当长了。患者最初感染乙型肝炎病毒时的年龄与慢性乙型肝炎有密切关系，有研究表明，胎儿、新生儿一旦感染乙型肝炎病毒，90%~95%要成为慢性病毒携带者，儿童期感染乙型肝炎病毒后约20%会成为慢性病毒携带者，而成年人只有2%~6%会发展为慢性病毒携带状态。

（4）隐匿起病而误诊：隐匿起病而误诊也是乙型肝炎多为慢性的原因之一，有相当一部分急性无黄疸型乙型肝炎症状不典型，呈隐匿发病，容易误诊或漏诊，致使不能及时得到正确的诊治，迁延日久不能痊愈而转变为慢性。

（5）免疫功能低下：机体免疫功能低下不能有效清除乙型肝炎病毒，容易使乙型肝炎病毒在体内长期居留不去，演变为慢性乙型肝炎。有相当一部分慢性乙型肝炎患者是在机体免疫功能低下状态下感染转化而来的。

（6）其他因素：急性期患者过度劳累、酗酒、性生活过度、吸毒、应用损害肝脏的药物、营养不良以及有其他病原微生物的严重感染等，均可影响机体的免疫功能等，致使乙型肝炎病毒不能及时彻底消除，由急性转为慢性。另外，素有其他肝炎或肝脏病史者，一旦再感染乙型肝炎病毒时，不仅容易由急性转为慢性，而且预后也较差。

13 怎样才能早期发现乙型肝炎？

咨询：我今年38岁，10天前在做胆结石切除手术进行手术前检查时，查出患有乙型肝炎，我知道乙型肝炎是一种最常见的传染病，其发病较为隐匿，及早发现、及时治疗对乙型肝炎的预后十分重要，麻烦您给我讲一讲，怎样才能早期发现乙型肝炎？

解答：早期发现乙型肝炎，对于乙型肝炎的治疗和预后确实十分重要。要想早期发现乙型肝炎，首先要对乙型肝炎有所警惕，同时还要掌握肝病的一般知识。充分注意以下几个方面，早期发现乙型肝炎是完全可以做到的。

（1）定期进行体检：有条件的单位和个人，每年体检时要常规进行肝功能及乙型肝炎病原学检查。如肝功能异常（血清转氨酶升高等）、乙型肝炎病原学指标阳性，则基本可定为乙型肝炎；如果肝功能正常、乙型肝炎病原学指标阳性，则主要考虑为乙型肝炎病毒携带者；如果肝功能异常，乙型肝炎病原学指标阴性，则要进一步检查，排除甲型肝炎、丙型肝炎、药物性肝炎、酒精性肝炎等，找出肝功能异常的原因。

（2）知道高危人群：要知道乙型肝炎的高危人群，乙型肝炎的潜伏期通常为6周至6个月，凡患者的亲属、长期密切接触者，接受过血液或血液制品输入者，有过不洁的性接触者，用过消毒不严格的注射器具，接受过针灸、文身、拔牙和手术者等，都是乙型肝炎的高危人群。对高危人群应注意观察，必要时进行肝功能和乙型肝炎病原学检查。

（3）认识一般症状：乙型肝炎的一般症状有疲乏无力、不想吃东西、恶心呕吐、厌油腻、腹胀、肝区不适、疼痛、大便不调、小便黄等，且经休息后上述症状仍持续不见好转。如发现有上述症状而又找不到其他原因时，就应考虑到肝炎的可能，应进行肝功能及病原学检查等，以明确诊断。

14 医生诊断乙型肝炎一般需要做哪些检查?

咨询: 我今年36岁,前段时间因胃部胀痛到医院就诊,检查胃镜前做"术前四项"时,发现乙型肝炎表面抗原阳性,医生怀疑我得了乙型肝炎,并说单凭乙型肝炎表面抗原阳性还不能确诊,需要做进一步检查,我要问的是:医生诊断乙型肝炎一般需要做哪些检查?

解答: 医生的说法是正确的,单凭乙型肝炎表面抗原阳性确实还不能确诊,为了与其他疾病相鉴别,确诊是否患有乙型肝炎,判断具体的病变情况,以便根据诊断的结果采取针对性的治疗方案和措施,需借助各种客观检查。

临床中用于乙型肝炎的相关检查有很多,各项检查的目的和适用范围各不一样,所以患者不要盲目地去做各种检查,要明白各项检查的作用和目的,恰当地选择检查项目。一般来说,医生诊断乙型肝炎需要做乙型肝炎"两对半"、乙型肝炎病毒DNA、肝功能、B超、彩超以及甲胎蛋白检查,当然,若有必要的话,还可做血常规、肾功能、CT等检查。

(1)乙型肝炎"两对半":通常乙型肝炎"两对半"检查,可以大概反映身体里是否有乙型肝炎病毒感染以及感染的具体情况,比如是"大三阳",还是"小三阳"等。

(2)乙型肝炎病毒DNA:乙型肝炎病毒DNA检查的意义

在于能够了解乙型肝炎病毒在体内存在的数量、病毒是否在复制、传染性的强弱、是否需要抗病毒治疗以及判断抗病毒药物的疗效等，这是诊断和治疗乙型肝炎过程中最重要的一项检查。

（3）肝功能：此项检查包括检查转氨酶、胆红素、总胆汁酸、胆碱酯酶等，可以了解肝功能有无损伤、损伤的程度以及用药后肝功能的变化情况，这是乙型肝炎患者患病过程中最常用、检查最多的一个检查项目。

（4）B超或彩超：通过B超或彩超检查，可以了解肝脏的大小、形态和结构，看有没有肝大、缩小，有没有脾大，以及有没有肝硬化、有没有肝脏肿瘤存在等。

（5）甲胎蛋白：甲胎蛋白是肝癌标志物检测，通过此项检查，可以超早期发现原发性肝癌，这是医学界目前公认的早期发现原发性肝癌最有效的方法，对慢性乙型肝炎、肝硬化患者来说，定期检查甲胎蛋白很有必要。

15 什么是肝功能检查？有何意义？

咨询： 我今年40岁，因为近段时间总感觉右上腹胀满不舒服到医院就诊，做彩超检查发现肝脏、脾脏均增大，医生让我再查查乙型肝炎"两对半"和肝功能等，我知道"两对半"是检查有没有乙型肝炎的，麻烦您告诉我，什么是肝功能检查？有何意义？

解答： 肝功能检查是临床最常用的辅助检查，肝脏是人体最重要的器官之一，其生理及生化功能非常复杂，且受许多因素的影响。通过实验室检查不仅可了解肝脏各项功能有无损害及损害的程度，通过动态观察判断预后，还可进行临床药物的筛选及疗效的观察等。

检测肝脏功能的方法虽然很多，但目前还没有一项特异性的试验能对某一种肝脏疾患的病因、病变程度做出准确的反映，也没有任何一种试验能单独反映肝脏病变而不受其他因素的影响，且肝脏有较强的再生能力和代偿功能，当病变范围不大、病程不长时，肝功能检查可无异常，故肝功能检查即使正常也不能说肝脏完全没有病变。同时，由于肝脏的功能复杂，而一种肝功能检查只能反映肝脏功能的某一方面，因此必须联合应用多项检查，以期反映肝脏的多方面功能变化。临床上应根据患者的不同情况及肝功能检查的不同目的而选择适当的检查项目，在判断结果时，应作全面考虑，并结合临床具体分析。目前常用的肝功能检查主要有以下几种。

（1）血清蛋白及蛋白电泳检查：正常人血清总蛋白为60~80克/升，白蛋白为35~55克/升，球蛋白为20~30克/升，白蛋白/球蛋白比值为1.5~2.5：1。将血清点在醋酸纤维素薄膜上，通过电泳将血清分为白蛋白、α_1球蛋白、α_2球蛋白、β球蛋白、γ球蛋白5个部分，正常人有一定的比率，分别为白蛋白60%~70%、α_1球蛋白2%~3.5%、α_2球蛋白4%~7%、β球蛋白9%~11%和γ球蛋白12%~18%。

肝脏是蛋白质代谢非常旺盛的器官，是合成血浆蛋白的主要场所，除合成全部血清白蛋白外，还有部分α球蛋白、β球蛋白和酶蛋白及凝血因子等。患肝病时，合成蛋白质的功能障碍，血清白蛋白减少，可导致血清总蛋白降低，但由于炎症，肝细胞破坏或抗原性改变，刺激免疫系统而致γ球蛋白增高，弥补了白蛋白减少的部分，这时总蛋白可能变化不大，但白蛋白与球蛋白的比值可能变小。为了反映肝功能的实际情况，在做血清总蛋白测定的同时，还要测定白蛋白／球蛋白比值。在肝脏疾患时常检测血清总蛋白含量及白蛋白含量、白蛋白／球蛋白比值来协助诊断，判断预后，但由于白蛋白的半衰期为20~26天，且肝脏的代偿能力很强，故只有当肝脏损害达到一定程度且经一定病程后，才有可能显示出其蛋白质的量和质的改变。

在急性肝炎及急性重型肝炎早期，或病变范围较小时，蛋白变化不大。在慢性肝炎、亚急性重型肝炎、肝癌等肝脏损害严重、时间较长者，常出现血清白蛋白减少，球蛋白升高，白蛋白／球蛋白比值降低甚至倒置，其改变可随病情的加重而更加明显。血清白蛋白和白蛋白／球蛋白比值的动态观察，可提示病情的发展和估计预后。一般来说，血清白蛋白低于30克／升，常提示患者为慢性或进行性肝病，肝硬化患者大多出现或将出现腹水，如经治疗可回升，提示近期预后尚好，如不能回升或持续下降到20克／升以下时，预后极差。急性肝功能衰竭时，白蛋白高于35克／升，多有生存可能，低于30克／升则预后不良。球蛋白高于40克／升或并有白蛋白低于30克／升时，亦提示慢性或进行性肝病。

血清蛋白的测定不是肝病的敏感试验，鉴别诊断的价值较小，血清总蛋白及白蛋白、球蛋白的变化，并非肝病所特有。在肾炎、肾病、重度营养不良、慢性腹泻等疾病时，由于蛋白质的丢失（如蛋白尿）或合成原料不足（如营养不良），白蛋白、总蛋白可减少。寄生虫病、结缔组织病或其他感染时，球蛋白可增高。

（2）血清转氨酶的测定：肝细胞内含有多种酶，作为催化剂参与体内分解、合成等物质代谢。当肝细胞有实质性损害时，可因肝细胞坏死，细胞膜通透性增高，而使细胞内各种酶释放出来。肝脏病变时测定血清中有关酶的变化，可作为诊断、鉴别诊断及预后观察的依据。乙型肝炎等病毒性肝炎常做的血清转氨酶检查有血清丙氨酸氨基转移酶及天门冬氨酸氨基转移酶两种。

丙氨酸氨基转移酶在肝细胞中含量最高，肝细胞损害后可引起其在血中升高；天冬氨酸氨基转移酶在心肌细胞中含量最高，虽然肝脏损害也可升高，但临床中常作为心肌梗死和心肌炎的辅助检查。丙氨酸氨基转移酶的正常值用赖氏法检测为5~30单位，天冬氨酸氨基转移酶正常值为4~40单位。因各实验室检测方法不一，正常值的波动范围颇大，因此在化验单上常标出本实验室的正常值，以便对比观察。

在急性病毒性肝炎时，两种转氨酶升高率达100%，是急性病毒性肝炎在黄疸出现前化验检查最早出现的异常指标。这两项测定是反映肝细胞受损最敏感的试验。对轻型、隐性感染及潜伏期肝炎的发现有重要意义，血清转氨酶的升高在一定程度上反映出肝细胞损害和坏死的程度。

一般来说，血清丙氨酸氨基转移酶升高，就提示有肝实质的损害，但在急性弥漫性肝坏死时，丙氨酸氨基转移酶则随黄疸的加深而急剧下降，可呈现正常或仅轻度升高，出现临床上所谓的酶胆分离现象。若急性肝炎患者转氨酶波动或持续升高达半年以上，则提示肝炎病情迁延，转为慢性。对肝炎患者定期复查丙氨酸氨基转移酶，有助于病情估计和推断预后。急性肝炎黄疸消失，转氨酶将逐渐恢复正常。如在恢复期转氨酶出现波动，提示病情未稳定。如转氨酶已正常又出现上升，并持续不降，提示再发或变成迁延性。因丙氨酸氨基转移酶、天冬氨酸氨基转移酶在体内分布很广，所以在分析化验结果时，不但要考虑肝脏疾病，也要考虑到肝外疾病，结合临床，全面分析。如在胆道梗阻、急性胰腺炎、溃疡病、心肌梗死及服用某些药物后，对酶活性升高均有一定影响。

血清丙氨酸氨基转移酶比天冬氨酸氨基转移酶特异性高，而天冬氨酸氨基转移酶比丙氨酸氨基转移酶灵敏度高。天冬氨酸氨基转移酶位于细胞内线粒体和细胞质的可溶部分，而丙氨酸氨基转移酶绝大部分位于细胞质可溶部分。在肝细胞病变轻微，仅有细胞膜通透性增加时，可溶性部分的天冬氨酸氨基转移酶和血清丙氨酸氨基转移酶释放入血，而线粒体内天冬氨酸氨基转移酶仍然存在，加之天冬氨酸氨基转移酶在体内较丙氨酸氨基转移酶灭活快，以致天冬氨酸氨基转移酶上升幅度低于丙氨酸氨基转移酶；严重肝细胞疾病时，线粒体内天冬氨酸氨基转移酶也释放入血，以致血清天冬氨酸氨基转移酶升高幅度较丙氨酸氨基转移酶为大，故测定天冬氨酸氨基转移酶／丙氨酸氨基转移酶的比值有助于判断肝细胞病变程度和肝病的鉴别诊断。正常人天冬氨酸氨基转移酶／丙氨酸氨基转移酶比值为1~1.5，急性病毒性肝炎早期或轻型病例比值降至 0.56 左右，慢性活动性肝炎、胆汁淤积时天冬氨酸氨基转移酶／丙氨酸氨基转移酶均小于 1。在急性肝炎患者，如天冬氨酸氨基转移酶显著上升，并且天冬氨酸氨基转移酶／丙氨酸氨基转移酶大于 1 时，应考虑到肝细胞广泛坏死存在，预后不良；慢性肝炎时，天冬氨酸氨基转移酶／丙氨酸氨基转移酶多数小于 1，而肝硬化时则反之。

（3）血清 γ- 谷氨酰转移酶的测定：γ- 谷氨酰转移酶正常值用简易重氮试剂法测定为 0~40 单位，用 γ- 谷氨酰对硝基苯胺改良法测定为 6~47 单位，超过 50 单位为异常。

γ- 谷氨酰转移酶在急性肝炎、慢性肝炎及肝硬化失代偿时仅轻、中度升高。但当阻塞性黄疸时，此酶因排泄障碍而逆流入血，原发性肝癌时此酶在肝内合成亢进，均可引起血中 γ- 谷氨酰转移酶显著升高，甚至达正常值的 10 倍以上。

在急性肝炎恢复期，其他肝功能均已恢复正常，而 γ- 谷氨酰转移酶仍未降至正常，此点可提示肝炎尚未痊愈。因为 γ- 谷氨酰转移酶恢复是最晚的，它可作为残留病灶的指标。如 γ- 谷氨酰转移酶反复波动或长时间维持较高水平，则考虑肝炎有慢性化的趋势。慢性肝炎非活动性 γ- 谷氨酰转移酶可正常，慢性活动性肝炎常可高于正常 1~2 倍，如长期持续性升高，多表示病情继续发展，如慢性活动性肝炎逐渐好转，则 γ- 谷氨酰转移酶随之下降。肝硬化代偿期 γ- 谷氨酰转移酶多正常，若失代偿或伴有炎症、进行性纤维化，则 γ- 谷氨酰转移酶升高，其增高程度与肝脏纤维化程度呈正相关。

在其他疾病，如急性心肌梗死以及服用某些药物，如巴比妥等，也可出现 γ- 谷氨酰转移酶增高。

（4）血清碱性磷酸酶的测定：正常人血清碱性磷酸酶为 1.5~4 布氏单位或 5~12 金氏单位。60 岁以上者高于成年人；儿童期由于生长发育的需要，骨骼内碱性磷酸酶增多，可高于成人 2~3 倍；孕妇由于胎盘可产生碱性磷酸酶，所以也可增高。

在阻塞性黄疸、胆汁淤积性肝炎及原发性肝癌、继发性肝癌患者，由于肝内胆道胆汁排泄障碍，癌细胞及周围肝细胞产生过多的碱性磷酸酶，碱性磷酸酶反流入血而引起血清中碱性磷酸酶明显升高。在急性黄疸性肝炎时，碱性磷酸酶可轻度增高。其他肝内浸润性病变，如肝结核、肝肉芽肿等，碱性磷酸酶也可增高。

临床上可借助碱性磷酸酶的动态观察来判断病情的发展及预后，如严重弥漫性肝损伤时，血中碱性磷酸酶反而下降；当患者黄疸日趋严重、胆红素逐渐升高而碱性磷酸酶反而下降时，则表示肝脏损害严重且不断发展；反之，黄疸逐渐减退，胆红素下降而碱性磷酸酶上升，则说明肝细胞逐渐再生。

当然，在骨骼系统疾病时，如成骨细胞瘤、骨折恢复期等，血清碱性磷酸酶也可增高。

（5）血清胆红素的测定：肝脏可制造和排泄胆汁，当肝细胞受损时，胆汁反流入血，造成血清胆红素含量升高。此项检查可以反映黄疸的程度和性质。

正常人血清总胆红素小于17.1微摩/升，直接胆红素0~3.42微摩/升，间接胆红素（总胆红素减去直接胆红素）0~13.68微摩/升。

血清总胆红素、直接胆红素及间接胆红素的测定对鉴别黄疸类型有重要意义。总胆红素增高、间接胆红素增高见于溶血性黄疸，如溶血性贫血、新生儿黄疸等。总胆红素增高、直接胆红素及间接胆红素均增高见于肝细胞性黄疸，如急性黄疸性肝炎、慢性肝炎、重型肝炎和肝硬化等，直接胆红素可轻度增高。总胆红素增高、直接胆红素增高见于阻塞性黄疸，如胆石症、肝癌、胰头癌等，直接胆红素增高更为显著。

（6）凝血酶原时间的测定：凝血第Ⅱ因子（凝血酶原）在肝内合成，肝脏正常时，其含量及功能均在正常范围。肝脏有実质性病变时，其含量及生理活性可呈不同程度减退，临床上可有出血倾向。通过凝血酶原时间的测定，可了解肝脏的损害情况。凝血酶原时间的正常值为 11~14 秒，活动度正常值为 75%~100%。

急性轻型肝炎患者凝血酶原时间可正常或稍长；慢性肝炎、肝硬化时凝血酶原时间可延长；重型肝炎患者，凝血酶原时间明显延长，常超过 20 秒，凝血酶原活动度低于 40%。在维生素 K 缺乏、阻塞性黄疸患者，凝血酶原时间也可延长。

16 做肝功能检查前应注意什么？

咨询：我今年 54 岁，1 周前单位健康体检时发现患有乙型肝炎，医生说要坚持进行综合治疗，并注意定期检查肝功能、B 超等，我只知道检查肝功能时早晨应当空腹，至于其他还要注意什么就不太清楚了。请问做肝功能检查前应注意什么？

解答：肝功能检查是乙型肝炎患者最常做的检查，在做肝功能检查前确实有一些需要注意的问题，为了使检查结果准确、可靠，在做肝功能检查前，应注意以下几点。

（1）注意空腹检查：乙型肝炎患者容易出现糖代谢、脂类代谢紊乱，一般在检查肝功能的同时也检查血糖、血脂，检查前一定要注意空腹，因为进食不但对转氨酶有一定的影响，可使血清转氨酶轻度升高，同时进食后食物中的一些物质经消化道吸收入血，使血液成分发生变化，血糖、氯化物和脂类部分等也会增高。进食后血液中脂肪含量会暂时增多，使血清变成白色半透明状或乳糜状，影响检验结果的准确性。正常机体在糖皮质激素作用下，空腹血糖在早6时以后开始上升，早8时达到最高峰，此时已不能真正反映体内情况了，因此应在早6时空腹抽血化验血糖。如急诊患者或远路就诊的患者，必要时可在进食6小时以后抽血，因为这时血液才会逐渐廓清（即血清恢复原状），但血脂检测则应在空腹12小时后进行。

（2）禁服某些药物：在检查肝功能前，应注意禁服某些药物，因为服用有些药物可能会影响肝功能检查的准确性。如服用维生素D、米帕林、金霉素、呋喃西林、四环素等药物时会影响胆红素的测定；服用含阿片类药物可导致转氨酶活性升高；服用安替比林、磺胺类、对氨基水杨酸、普鲁卡因、乌洛托品等药物可阻断测定尿胆原反应的进行等。

（3）禁食某些食物：检查肝功能前一天，最好不要食用含有丰富胡萝卜、叶黄素的食物，因这些食物会使血清呈黄色，影响胆红素的测定；高脂肪饮食，如油饼、牛奶、巧克力、蛋制品等，可使血脂明显增高，因此需在抽血前10小时禁止食用含脂肪类膳食。饮酒可使血清转氨酶轻度升高，在检查肝功能前，还应注意忌酒。

（4）禁止剧烈活动：剧烈活动、休息不好对血清转氨酶也有一定的影响，在检查肝功能前，应禁止剧烈活动，检查前的夜晚应注意休息好。

17 乙型肝炎患者为什么要检查总胆汁酸？

咨询： 我是乙型肝炎患者，近两年一直服用抗病毒药恩替卡韦，病情控制得还算理想，让我不明白的是，以前我每次在医院查肝功能，都是检查转氨酶、胆红素，可这次还查了总胆汁酸，请问乙型肝炎患者为什么要检查总胆汁酸？

解答： 在肝功能检查中，除转氨酶、胆红素外，还包括γ-谷氨酰转移酶、碱性磷酸酶、总胆汁酸、胆碱酯酶等，之前之所以您每次在医院检查肝功能都是检查转氨酶、胆红素，可能是由于条件所限，其他项目还不能检查的缘故，您想了解乙型肝炎患者为什么要检查总胆汁酸，这里给您简单介绍一下，希望对您有所帮助。

总胆汁酸是结合型胆汁酸，由肝细胞分泌入胆汁，随胆汁至肠道，作用于脂肪的消化吸收。在肠道内细菌的作用下，总胆汁酸水解成游离型胆汁酸，其中95%以上的胆汁酸被肠壁吸收经门静脉返回肝脏重新合成为总胆汁酸，如此循环不息。可见，总胆汁酸可反映肝脏的代谢和排泄功能。

人的血清总胆汁酸的正常值范围为0~10微摩/升，当肝细胞发生炎症或胆管出现病变时，可引起胆汁的代谢和排泄障碍，使血液中的总胆汁酸含量显著升高，血清总胆汁酸升高的程度与肝细胞损伤的程度成正比。急性肝炎和肝癌时，总胆汁酸会升高，87.5% 的肝硬化患者总胆汁酸会升高，慢性肝炎、胆道疾病患者也有超过 65% 的人会出现总胆汁酸升高。这说明总胆汁酸测定是反映肝功能的良好指标，是反映肝实质损伤的一项重要检测指标，所以乙型肝炎患者要检查肝功能时要检查总胆汁酸。

18 乙型肝炎患者检测血清胆碱酯酶有何意义？

咨询：我是乙型肝炎患者，由于肝功能反复异常，每隔一段时间就要去医院检查肝功能，以前一般都是检查转氨酶、胆红素、γ-谷氨酰转移酶，前几天我去医院复查时，医生又给我增加了检查血清胆碱酯酶，请问乙型肝炎患者检测血清胆碱酯酶有何意义？

解答：这里首先告诉您，对于肝病患者，我们检测的是人体内的血清胆碱酯酶，它不同于乙酰胆碱酯酶（又称真性胆碱酯酶或特异性胆碱酯酶），后者主要作用于乙酰胆碱，存在于红细胞及中枢神经系统的灰质中。而血清胆碱酯酶又称假性胆碱酯酶或非特异性胆碱酯酶，它的特异性比较差，除了可作用于乙酰胆碱外，还能作用于其他胆碱酯类，此酶主要由肝脏产生，所以也是反映肝功能的主要指标，在检查肝功能时通常也检查血清胆碱酯酶。

正常人的血清胆碱酯酶用比色法测得的含量为 130~310 单位／升，由于血清胆碱酯酶由肝脏合成，所以此酶活性降低常常反映肝脏受损，肝脏储备功能降低。在急性病毒性肝炎时，肝细胞存在炎症致使合成能力下降，此时血清胆碱酯酶活力降低，血清胆碱酯酶活力降低的程度与病情的严重程度有关，但与黄疸的程度不一定平行。如果血清胆碱酯酶的活力持续降低，常提示预后不良。在轻、中度慢性肝炎时，胆碱酯酶血清值的变化不大；在慢性肝炎活动期，血清胆碱酯酶的活力变化与急性肝炎相似；在肝硬化代偿期，血清胆碱酯酶多正常，若肝硬化处于失代偿期，则此酶血清值明显下降；在重型肝炎患者特别是晚期肝衰竭患者，血清胆碱酯酶水平明显降低，若呈持续降低，提示预后不良。

19 什么是甲胎蛋白？引起甲胎蛋白升高的原因有哪些？

咨询： 我患乙型肝炎已十多年，一直坚持服抗病毒药治疗，近段时间不知为什么，总感觉右上腹隐痛不舒服，检查肝功能血清转氨酶明显升高，彩超显示肝脏有小结节，医生建议查甲胎蛋白，看是否升高，请问什么是甲胎蛋白？引起甲胎蛋白升高的原因有哪些？

解答： 这里首先告诉您，对患慢性乙型肝炎尤其是伴有肝硬化的患者来说，定期检查甲胎蛋白很有必要。甲胎蛋白

（AFP）是人体在胚胎时期血液中含有的一种特殊蛋白，由胚胎期肝细胞产生，其浓度从妊娠开始后逐渐上升，妊娠 16~20 周达高峰，以后逐渐下降，分娩后 1 周即可完全消失。正常成人肝细胞失去合成甲胎蛋白的能力，因此血清中含量极微。由于检测方法的不同，其正常值略有差异，一般认为正常值在 25 微克 / 升以下。

在成年人中，甲胎蛋白升高，常提示有与胚胎发生有关的肝细胞癌或生殖腺胚胎癌。肝细胞癌患者，癌变的肝细胞又恢复了合成甲胎蛋白的能力，其血中甲胎蛋白可明显增高，达正常人的数十倍至数万倍。甲胎蛋白作为原发性肝癌的诊断指标，阳性率达 70% 以上，并且是肝癌普查中的一项重要指标。在各种肝炎及肝硬化时，甲胎蛋白可见增高，但肝功能恢复后也随之降到正常。急性肝炎时甲胎蛋白可以出现，但慢性肝炎、重型肝炎、肝硬化患者甲胎蛋白值增高高于急性肝炎。甲胎蛋白的产生可表示肝细胞的修复，因此急性肝炎患者当转氨酶开始下降，进入肝细胞修复期时，甲胎蛋白的浓度最高。慢性肝炎患者血清甲胎蛋白显著升高者，亦显示肝炎正在活动，此时转氨酶也明显升高。肝硬化也与急性肝炎一样，当肝细胞新生时，甲胎蛋白值升高。一般肝炎时甲胎蛋白增高持续的时间不长，如在转氨酶恢复正常后甲胎蛋白未能逐渐恢复正常反而明显升高，则应进一步查找原因，是否有癌变的可能。

20 乙型肝炎病毒的血清学标志有哪些？有何意义？

咨询： 我是乙型肝炎患者，我知道乙型肝炎病毒血清学标志检查不仅是确定是否患有乙型肝炎最直接的检查，也是确定疾病是否痊愈的重要标志，不过乙型肝炎病毒的血清学标志有哪些我就不知道了，麻烦您告诉我，乙型肝炎病毒的血清学标志有哪些？有何意义？

解答： 确实像您说的那样，乙型肝炎病毒标志物的检测是确定是否患有乙型肝炎最直接的检查，同时也是确定疾病是否痊愈的重要标志。乙型肝炎病毒的血清学标志常检测的项目有表面抗原（HBsAg）、表面抗体（抗-HBs）、e抗原（HBeAg）、e抗体（抗-HBe）、核心抗体（抗-HBc，包括抗-HBcIgG和抗-HBcIgM），以及乙型肝炎病毒去氧核糖核酸（HBV-DNA）等。

（1）表面抗原：表面抗原即乙型肝炎病毒表面抗原，平素称之为澳抗，它是乙型肝炎病毒的外壳蛋白，本身不具有传染性，但它的出现常伴随乙型肝炎病毒的存在，所以它是已感染乙型肝炎病毒的标志。表面抗原可以存在于患者的血液、唾液、乳汁、汗液、泪液、鼻咽分泌物、精液及阴道分泌物中。在感染乙型肝炎病毒后2~6个月，转氨酶升高前2~8周，即可在血清中测到阳性结果。急性乙型肝炎患者大部分可在病程早期转阴；慢性乙型肝炎患者及乙型肝炎病毒表面抗原携带者该指标可持续阳性。

一般认为，表面抗原的滴度越高，传染性也越强；持续阳性超过6个月，说明乙型肝炎有慢性化的趋势。以往只查表面抗原就可排除乙型肝炎的做法是错误的，因为研究表明，极个别乙型肝炎患者表面抗原可阴性，但血清中有其他乙型肝炎病毒标志物，这可能是不同亚型的病毒感染所致，如果只查表面抗原，有可能使一些真正的乙型肝炎患者漏诊。所以，一定不要认为乙型肝炎病毒表面抗原阴性就没事了，尤其是乙型肝炎患者的直系亲属，应同时加做其他乙型肝炎血清学检测。

（2）表面抗体：表面抗体是对乙型肝炎病毒免疫和保护性抗体。当乙型肝炎病毒侵入人体后，刺激人的免疫系统产生免疫反应，人体免疫系统中的B淋巴细胞分泌出一种特异的免疫球蛋白G，就是表面抗体。表面抗体能与表面抗原特异地结合，然后在体内与其他免疫功能共同作用，把病毒清除掉，故称表面抗体为保护性抗体。有了表面抗体，证明人已产生了免疫力。人在感染乙型肝炎病毒或注射乙型肝炎疫苗后均可产生表面抗体，但不是所有的人都能产生表面抗体。

表面抗体常在乙型肝炎恢复后期出现阳性，此时表面抗原已转阴数月。血清中表面抗体的滴度越高，保护力越强，持续时间也越长（通常3~5年）。再次感染乙型肝炎病毒后，表面抗体阳性而又发生乙型肝炎者，这种情况可能为不同亚型的病毒感染。90%左右接受乙型肝炎疫苗注射者的表面抗体可转为阳性。在正常情况下，表面抗体与表面抗原不同时出现于血中，极少数情况下（占0.5%~0.9%）表面抗原和表面抗体均为阳性，见于不同亚型的乙型肝炎病毒感染或免疫功能低下的患者，此时血液中的表面抗体常不能处理表面抗原。

（3）e抗原：e抗原来源于乙型肝炎病毒的核心，是核心抗原的亚成分，或是核心抗原裂解后的产物。e抗原是可溶性蛋白，当核心抗原裂解时，可溶性蛋白部分（即e抗原）就溶于血中，存在于血循环，取血化验就可以查出来。查出e抗原，其意义等于查出核心抗原，表示乙型肝炎病毒在体内复制活跃，传染性较强。

乙型肝炎病毒感染后，表面抗原阳性的同时或其后数天可测到e抗原。乙型肝炎病毒表面抗原在血内高峰期亦是e抗原的高峰期，在肝炎症状出现后10周内逐渐下降，表面抗原转阴前e抗原可先转阴。如果e抗原持续阳性，则可发展为慢性持续性感染。e抗原的检出率与乙型肝炎病毒去氧核糖核酸相关，e抗原阳性患者血清乙型肝炎病毒去氧核糖核酸的检出率达90%以上，而e抗体阳性者，其检出率仅有15.8%~51.8%。在慢性乙型肝炎患者中，e抗原指标转阴而e抗体转阳，预示患者的传染性降低。极个别情况下可见表面抗原阴性而e抗原为阳性。

（4）e抗体：e抗体是由e抗原刺激人体免疫系统产生的特异性抗体，这种特异性的e抗体能够和e抗原结合。当乙型肝炎患者e抗原阳性转变成e抗体阳性时，血清乙型肝炎病毒去氧核糖核酸及去氧核糖核酸聚合酶多转为阴性。临床上出现生化及组织学上的好转，发展成不可逆的肝损害者除外，炎症及坏死消失后肝组织恢复正常，预后较好。但少数患者抗体转阳后，血清乙型肝炎病毒去氧核糖核酸仍为阳性，多表示活动未被控制。同时，随着病情的变化，e抗原不仅可转换为e抗体，e抗体也可逆转为e抗原。

e 抗体在 e 抗原转阴后出现，e 抗体阳性预示患者的传染性已显著降低或相对降低，病毒复制程度已降低或明显缓解。

（5）核心抗体：核心抗原虽然在血中查不出来，但是它具有抗原性，能刺激人体的免疫系统产生出特异性抗体，即核心抗体。所以，检测核心抗体可以了解人体是否有过核心抗原的刺激，也就是说是否有过乙型肝炎病毒感染，核心抗体也是一项病毒感染的指标。

核心抗体通常在表面抗原出现后 3~5 周，临床症状出现之前即可在血清中检出。高滴度的核心抗体阳性常表示乙型肝炎病毒正在复制，有传染性。在急性期过后，核心抗体仍保持一定水平，并可持续存在数年至数十年。低滴度的核心抗体常表示乙型肝炎病毒既往感染。在乙型肝炎病毒表面抗原携带者或慢性乙型肝炎患者，核心抗体也常呈阳性。另外，表面抗原已呈阴性者，核心抗体还可呈现阳性。因此，单项核心抗体阳性，不能肯定是近期感染还是以前有过感染。

为了确定患者是近期感染还是以前有过感染，常需要检测核心抗体免疫球蛋白 M（抗-HBcIgM）和核心抗体免疫球蛋白 G（抗-HBcIgG）。核心抗体有两种不同成分，一种是免疫球蛋白 M，另一种是免疫球蛋白 G，这两种成分分别由不同的 B 淋巴细胞产生。当人体受到核心抗原的刺激后，先产生核心抗体免疫球蛋白 M，它持续时间比较短，过一段时间才逐渐产生核心抗体免疫球蛋白 G，后者能在体内保持较长时间。有时乙型肝炎病毒已经清除，而核心抗体免疫球蛋白 G 在体内仍存在，这时检测其他乙型肝炎感染指标已阴性，而仅核心抗体免疫球蛋白 G 阳性。因此，当核心抗体免疫球蛋白 M 阳性时，常表示是近期感染，乙型肝炎病毒在复制；当核心抗体免疫球蛋白 M 阴性而核心抗体免疫球蛋白 G 阳性时，则多表示既往有过感染。急性乙型肝炎可有两种情况，一种是真正的急性乙型肝炎，也就是说患者第一次受乙型肝炎病毒感染；另一种是患者原来是无症状携带者，现又急性发作，表面上与急性肝炎一样，但这两种患者血清中核心抗体是不同的。无症状携带者急性发作血清中核心抗体免疫球蛋白 M 比较低或稍高；而真正的急性乙型肝炎患者，则核心抗体免疫球蛋白 M 或核心抗体水平很高，而核心抗体免疫球蛋白 G 往往阴性或低水平。

（6）乙型肝炎病毒去氧核糖核酸：血清中乙型肝炎病毒去氧核糖核酸阳性，是乙型肝炎病毒感染的直接证据及传染指标，在疾病过程中则反映乙型肝炎病毒复制的活跃状态。乙型肝炎病毒去氧核糖核酸与表面抗原无一定相关性，而与 e 抗原及乙型肝炎病毒去氧核糖核酸聚合酶呈平衡关系，在 e 抗原阳性者的血清中，乙型肝炎病毒去氧核糖核酸的检出率可达 80%~90%。

乙型肝炎病毒的蛋白质分子包裹着病毒去氧核糖核酸，形成球形的病毒颗粒。位于病毒颗粒外层的，就是乙型肝炎病毒表面抗原，而病毒遗传物质去氧核糖核酸则与核心抗原相结合，位于病毒颗粒内部。有这种完整病毒结构的颗粒才具有感染性和复制能力。通常所说的乙型肝炎病毒就是指这种颗粒。构成乙型肝炎病毒的蛋白质分子和核酸分子是在人的肝细胞中先分别合成，然后再组装在一起的，但在实际上，由于所合成的病毒表面抗原的数量大大超过组装成完整病毒颗粒所需的数量，使得大量剩余的表面抗原分子聚集成小的球形颗粒，单独存在于血循环中。由于这种颗粒不含核酸，既没有感染性，也不能复制和增殖。所以，在乙型肝炎病毒感染者的血液中，就会有含病毒核酸的完整病毒颗粒和不含病毒核酸的单纯表面抗原颗粒。如果仅检测乙型肝炎病毒表面抗原，只能初步判定是否存在乙型肝炎病毒感染，但不能很好地反映体内乙型肝炎病毒的真实含量和当前病毒的复制活跃程度、传染性等状况，只有乙型肝炎病毒去氧核糖核酸的含量才能直接反映病毒的多少，是病毒复制活跃程度的直接指标。乙型肝炎病毒去氧核糖核酸含量越高，说明体内病毒越多、病毒复制越活跃，自然其传染性也越强。当然，病毒颗粒的多少，与被感染者的肝脏损伤程度不呈正相关。

　　检测乙型肝炎病毒去氧核糖核酸可以确定乙型肝炎病毒复制的活跃程度，间接了解机体应答水平。体内病毒含量越高，机体针对乙型肝炎病毒的免疫反应就越弱。同时，对乙型肝炎病毒去氧核糖核酸的动态定量测定，是评价抗病毒或免疫增强药物疗效最客观的指标。

21 什么是"两对半"检查？是"大三阳"好，还是"小三阳"好？

咨询：前天社区卫生服务中心建立健康档案进行体检时，发现我乙型肝炎病毒表面抗原是阳性，医生让我到医院再查一查乙型肝炎"两对半"，说看看是"大三阳"还是"小三阳"，麻烦您给我讲一讲，**什么是"两对半"检查？是"大三阳"好，还是"小三阳"好？**

解答： 乙型肝炎"两对半"检查是乙型肝炎患者最常用的辅助检查，也是确定是否患有乙型肝炎最直接的检查。乙型肝炎"两对半"检查是指检查乙型肝炎病毒的表面抗原、表面抗体、e抗原、e抗体和核心抗体5项指标，这5项指标在不同病期检出不一样，其传染性有差别，为了便于理解和对照，列表介绍如下（表1）。

表1 乙型肝炎"两对半"与临床病型和传染性的关系

临床病型	表面抗原	核心抗体	e抗原	e抗体	表面抗体	传染性
急性肝炎潜伏期	+	+	+	-	-	++
慢性肝炎活动期	+	+	+	-	-	+~++[1]
慢性肝炎（活动性弱时）	+	+	-	+	-	±[2]
恢复期（早期）	+	+	-	+-	-	±
恢复期（晚期）	-	+	-	+-	+	±~-
既往感染（有轻度活动）	-	+	-	+-	+	±~-
既往感染（无活动）	-	+-	-	-	+	-~±
感染后免疫状态及注射疫苗后	-	+	-	-	+	-[3]
慢性携带者	+	+	+	-	-	++
	+	+	-	+	-	±
	+	+	-	-	-	±

注：（1）+~++ 肯定有传染性；（2）± 可能有传染性；（3）- 无传染性

"大三阳""小三阳"是对乙型肝炎"两对半"检查结果最常用的称谓，所谓"大三阳"是指乙型肝炎"两对半"检查中表面抗原、e抗原和核心抗体三项呈现阳性，而"小三阳"则是指表面抗原、e抗体和核心抗体三项呈现阳性。过去一直认为"大三阳"是乙型肝炎病毒复制活跃的标志，传染性强，对人体威胁大，如果"大三阳"能够转变为"小三阳"则表示乙型肝炎病毒复制减弱，传染性降低，对人体危害相对减轻，故而通常的说法是"小三阳"要比"大三阳"好。但是，随着近年来对乙型肝炎基础和临床研究的不断深入，发现以前的这一定论并非完全正确，有时候"小三阳"比"大三阳"带来的威胁更大。

　　"大三阳"标志着乙型肝炎病毒感染及病毒高度繁殖复制，患者具有较强的传染性，但并不能说明乙型肝炎病情轻重的程度，乙型肝炎病情的轻重还需结合症状、体征以及肝功能、B超等检查来具体判定。在急性乙型肝炎过程中一旦"两对半"检查呈现"小三阳"，常提示乙型肝炎病毒复制逐渐减弱甚至直至停止，近期有趋于痊愈的可能。在慢性乙型肝炎病程中出现"小三阳"可能有两种情况，一种情况是由于乙型肝炎病毒原始株感染产生的典型的慢性乙型肝炎由"大三阳"转为"小三阳"，提示乙型肝炎病毒繁殖减弱或停止，传染性变低或消失，通常肝脏炎症减轻，肝功能逐渐恢复正常，直至病情康复；另一种情况是乙型肝炎病毒核心抗体长期阳性，而其病情反复，进展迅速，常很快发展为肝硬化甚至肝癌，或出现重型肝炎，预后差。因此，通常情况下"小三阳"要比"大三阳"好，但"小三阳"并非全是好事，应具体情况具体分析，进一步采用聚合酶链反应法测定乙型肝炎病毒去氧核糖核酸是否存在，如为异型株乙型肝炎病毒，则比"大三阳"的预后可能还差。

22 如何正确诊断乙型肝炎？

咨询： 我今年32岁，1个月前单位健康体检时，发现乙型肝炎病毒表面抗原阳性，我以为是得了乙型肝炎，之后又复查了乙型肝炎"两对半"、肝功能等，医生说我是乙型肝炎病毒携带者，我知道诊断乙型肝炎是有其标准的，请问<u>如何正确诊断乙型肝炎？</u>

解答： 的确，诊断乙型肝炎是有标准的。如何才能正确诊断乙型肝炎，怎样正确判断某人得的到底是不是乙型肝炎呢？

（1）可诊断为乙型肝炎病毒现症感染者的指标：乙型肝炎病毒系列检查有以下任何一项阳性者，可诊断为乙型肝炎病毒现症感染者：①血清乙型肝炎病毒表面抗原阳性；②血清乙型肝炎病毒去氧核糖核酸或乙型肝炎病毒去氧核糖核酸聚合酶阳性；③乙型肝炎病毒 e 抗原阳性；④血清乙型肝炎病毒核心抗体免疫球蛋白 M 阳性；⑤肝穿刺肝组织活检发现乙型肝炎病毒核心抗原阳性和（或）乙型肝炎病毒表面抗原阳性，或乙型肝炎病毒去氧核糖核酸阳性。

（2）不能诊断为乙型肝炎的指标：乙型肝炎病毒系列检查出现以下抗体指标阳性，而乙型肝炎病毒去氧核糖核酸以及肝功能、B 超检查都没有问题，不能算作乙型肝炎患者或乙型肝炎病毒现症感染者（可能只是既往感染过乙型肝炎病毒，并未留下隐患）。①单项乙型肝炎病毒表面抗体阳性（这种情况多为接种乙型肝炎疫苗后产生的保护性抗体）；②单项乙型肝炎病毒核心抗体阳性；③乙型肝炎病毒表面抗体和核心抗体同时阳性；④乙型肝炎病毒e抗体和核心抗体同时阳性；⑤乙型肝炎病毒表面抗体、e抗体和核心抗体3项同时阳性。

当然，乙型肝炎病毒表面抗原阴性时，也不能轻易排除乙型肝炎的可能。目前发现有少部分患者肝功能长期不正常，B超显示肝损害，检查乙型肝炎"两对半"仅为抗体指标阳性，按照过去惯例，不能算乙型肝炎，但是检查乙型肝炎病毒去氧核糖核酸发现为阳性，或做肝穿刺发现肝组织中乙型肝炎病毒核心抗原、e抗原为阳性，这些患者的最终诊断依然是乙型肝炎。

检查血液乙型肝炎病毒指标只是间接反映肝脏内部情况的一种方式，游离在血中的乙型肝炎病毒千变万化，其数量、其结果变化较大，尤其是病毒为适应各种环境会发生变异，改变以前的结构而保持着原来的破坏本性，变异后的乙型肝炎病毒往往再也看不到"大三阳"，有时连乙型肝炎表面抗原都呈阴性，给人一种好转或痊愈的假象，但是肝脏内部炎症不断、纤维化程度越来越高最终可以导致肝硬化甚至肝癌。所以诊断和排除乙型肝炎并非一件易事，不要轻易下结论，一定要到正规医院，找专科医生检查，以得出正确的结论。

23 怎样正确判断乙型肝炎病情的轻重？

咨询： 我是乙型肝炎患者，平时特别关注有关乙型肝炎这方面的知识，我时常听到有人说乙型肝炎"大三阳"病情重、"小三阳"病情轻，以及黄疸重者病情重、黄疸轻者病情轻的说法，也不知道这些说法是否正确，请问**怎样正确判断乙型肝炎病情的轻重？**

解答： 乙型肝炎的临床表现是多种多样的，其病情轻重不一，有的和正常人一样，身体并没有什么不舒服，而有的症状十分明显甚至可危及生命。有相当一部分人把乙型肝炎"两对半"检查之"大三阳"和"小三阳"作为判断病情轻重的标志，认为"大三阳"传染性强、病情重，"小三阳"传染性弱、病情较轻，也有人认为黄疸重者病情重、黄疸轻者病情轻。其实，"大三阳"和"小三阳"以及黄疸的轻重与病情轻重并无直接关系，判断乙型肝炎病情的轻重必须从临床症状、体征，肝功能、B超检查，以及乙型肝炎病毒复制指标等诸方面综合考虑。要想正确判断乙型肝炎病情的轻重，知道病情已发展到了什么阶段，可参考以下条件。

（1）慢性乙型肝炎病毒携带者：慢性乙型肝炎病毒携带者为数众多，其特点是和正常人一样身体并没有明显不适，通常都是通过偶然的查体发现体内有乙型肝炎病毒的，检查肝功能、

B超并没有明显异常。根据我国有关规定，这些人尚不属于典型的乙型肝炎患者，不应按现症肝炎患者处理，除不能献血及从事直接接触入口食品和保育工作外，可照常工作和学习，但要加强随访。由于这些携带者仍为乙型肝炎的传染源，携带者要注意个人卫生、经期卫生以及行业卫生，牙刷、剃须刀及漱洗用具等应与健康人分开，以防传染他人。

（2）轻度慢性活动性乙型肝炎：轻度慢性活动性乙型肝炎患者的特点是身体有轻度不适（如乏力、肝区不适、食欲下降等），检查肝功能轻度异常（血清转氨酶在40~120单位/升，血清胆红素在17.1~34微摩/升），乙型肝炎"两对半"检查可呈"大三阳"或"小三阳"，乙型肝炎病毒去氧核糖核酸阳性。

（3）中度慢性活动性乙型肝炎：中度慢性活动性乙型肝炎的特点是症状较为突出，表现为疲乏、食欲不振，皮肤、巩膜发黄等，检查肝功能明显异常（血清转氨酶在120~400单位/升，血清胆红素在35~85.5微摩/升），这些患者病情常反复，肝功能较难稳定。

（4）重度慢性活动性乙型肝炎：重度慢性活动性乙型肝炎的特点是症状明显，可有重度疲乏，皮肤、巩膜重度黄染，恶心呕吐，没有食欲等，肝功能显著异常（血清转氨酶高于400单位/升，血清胆红素高于85.5微摩/升，血清白蛋白低于32克/升，凝血酶原活动度逐渐下降为60%~40%），这些患者病情重，肝功能很难稳定。

（5）慢性重型乙型肝炎：慢性重型乙型肝炎病情十分严重，可发生在乙型肝炎的任何阶段，但不是每个乙型肝炎患者发展的必然阶段。一旦重型肝炎形成，预示着肝炎患者的生命到了危急的关头。其特点是症状十分严重，可有萎靡不振、重度乏力、意识不清、重度黄疸等，肝功能显著异常（如血清胆红素高于 171 微摩 / 升，凝血酶原活动度低于 40% 等）。

就临床所见，有相当一部分乙型肝炎病毒携带者可以稳定不变，不知不觉、平平安安走完一生，有相当多的慢性乙型肝炎迁延反复、长期服药，也有的患者一发现就已经到了肝硬化阶段，甚至已有肝癌存在。

24 重型乙型肝炎的早期征象有哪些？

咨询：我今年 38 岁，是乙型肝炎患者，我知道在乙型肝炎中重型乙型肝炎病情最为严重，其病情变化快、病死率高，及早发现、采取综合性的措施积极救治十分重要，我担心病情加重，想知道如何早期发现重型肝炎。请问**重型乙型肝炎的早期征象有哪些？**

解答：重型乙型肝炎虽然较为少见，但其病情重、变化快、病死率高，特别是急性重型肝炎及亚急性重型肝炎患者，病情发展迅速，有的诊断条件尚未完备，病情已发展到不可逆转的程度。认识和掌握重型乙型肝炎的早期征象，及早发现重型肝炎，力争把抢救和防治措施抢在病情发展的前面，对提高临床疗效有着重要的意义。

一般来说，乙型肝炎具有下列情况时，应考虑为重型乙型肝炎的早期。

（1）过度劳累后发病，发病后仍继续参加体力劳动或过度活动、饮酒等，现在极度乏力者。

（2）急性黄疸性肝炎患者有食欲不振、频繁呕吐、腹胀呃逆等严重的消化道症状者。

（3）有行为反常、性格改变、意识障碍、精神异常等精神神经症状者。

（4）黄疸急剧加深，血清胆红素大于 171 微摩 / 升（10 毫克 %），每天以 34.2 微摩 / 升上升者。

（5）肝功能明显异常，特别是凝血酶原时间延长，凝血酶原活动度低于 40% 者。

（6）肝功能损害，呈现酶胆分离者。

（7）胆碱酯酶和胆固醇明显下降，白蛋白很快减少，球蛋白升高，甚至白 / 球蛋白比值倒置者。

（8）用超声波动态观察肝脏有缩小趋势者。

（9）黄疸性肝炎很快出现腹水或腹胀严重者。

（10）黄疸上升、发热不退，兼有白细胞总数和中性粒细胞增高者。

25 什么是淤胆型乙型肝炎？有怎样的临床特点？

咨询： 我患乙型肝炎已 3 年，多次复查肝功能，除丙氨酸氨基转移酶轻度升高外，别无异常，不知为什么，近两个月黄疸明显加重，持续不退，伴有皮肤瘙痒、大便色白，经多方检查后确诊为淤胆型乙型肝炎。请问**什么是淤胆型乙型肝炎？有怎样的临床特点？**

解答： 淤胆型肝炎也叫胆汁淤积性肝炎或毛细胆管型肝炎，主要表现为肝内淤胆。淤胆型乙型肝炎也有急性和慢性之分，急性淤胆型乙型肝炎的乙型肝炎病毒病原学检测阳性，其起病和临床表现类似急性黄疸型乙型肝炎，但自觉症状常较轻，常有明显肝大，皮肤瘙痒，大便发白，以黄疸重而消化道症状轻、黄疸重而血清丙氨酸氨基转移酶升高的幅度低、黄疸重而凝血酶原时间无明显延长三者不平行为特征，黄疸持续 3 周以上。实验室检查血清胆红素明显升高，≥ 171 微摩 / 升，以直接胆红素为主，≥ 70%；凝血酶原活动度 > 60% 或应用维生素 K 肌内注射后 1 周可升至 60% 以上。血清胆汁酸浓度、γ- 谷氨酰转肽酶、碱性磷酸酶、胆固醇水平可明显升高。B 超、CT 等影像学检查均无肝外胆管梗阻的证据。如果是在慢性肝炎的基础上发生上述临床表现者，称之为慢性淤胆型肝炎。

26 怎样才能知道慢性乙型肝炎已发展到了肝硬化的程度？

咨询： 我患乙型肝炎已 3 年，一直坚持服用抗病毒药治疗，现在肝功能基本正常，也没有不适的感觉，我知道慢性乙型肝炎如果病情控制不好，容易演变成肝硬化，但是不清楚肝硬化有哪些表现，请您告诉我 **怎样才能知道慢性乙型肝炎已发展到了肝硬化的程度？**

解答： 判断慢性乙型肝炎是否有肝硬化的趋势和是否已发

展为肝硬化及其程度，并不是单凭临床表现，其金标准是肝纤维化指标检查和肝穿刺活组织检查，不过绝大多数患者尚无条件进行这两项检查，目前最通行的诊断方法还是生化检查和影像学检查。判断慢性乙型肝炎是否已发展为肝硬化，通常从以下几个方面考虑。

（1）症状：腹胀，疲乏无力，腿肿，鼻或牙齿出血等。

（2）体征：面色发黑，肝掌，血管痣，腹壁静脉曲张，颜面毛细血管扩张，下肢水肿，脾大，腹水，胸水等。

（3）影像学检查：B超、CT提示肝界缩小、门静脉和脾静脉内径增宽，肝表面明显凹凸不平，呈锯齿状或波浪状，肝边缘变钝，肝实质回声不均、增强，为结节状。胃镜可见胃底、食管静脉曲张。

（4）生化检查：血清白蛋白、凝血酶原活动度、血红蛋白、血小板等明显降低，球蛋白明显升高，白/球蛋白比例倒置，肝纤维化指标改变。

（5）肝穿刺活组织检查：肝穿刺活组织检查显示肝小叶结构紊乱，纤维组织增生严重，再生小结节形成等。

肝硬化分静止性肝硬化和活动性肝硬化两种类型。病情较轻的、预后相对良好的肝硬化称为静止性肝硬化，其特点为肝功能基本正常（血清转氨酶正常，没有或仅有轻度黄疸），凝血酶原活动度正常或轻度下降，无明显肝脏活动性炎症的临床表现（如腹胀、肝区疼痛等）。病情严重、预后相对较差的肝硬化称为活动性肝硬化，这类患者病情持续进展，炎症活动持续不断，转氨酶、黄疸反复升高，血清白蛋白、凝血酶原活动度持续下降等，同时可见腹水、出血等并发症。

27 乙型肝炎的治疗原则和总体目标是什么？

咨询： 我今年32岁，前天单位健康体检时，发现乙型肝炎病毒表面抗原阳性，经进一步检查确诊为乙型肝炎，医生说必须进行治疗，我知道乙型肝炎有一定的治疗原则和目标，但具体是什么并不是太清楚，请问乙型肝炎的治疗原则和总体目标是什么？

解答： 的确像您所说的那样，乙型肝炎有一定的治疗原则和目标，由于乙型肝炎有急性和慢性之分，所以其治疗原则和目标是不尽一样的，临床中绝大多数乙型肝炎是慢性的。

急性乙型肝炎的治疗原则应重在对症处理。急性乙型肝炎具有自限性过程，大多数经过适当治疗是可以痊愈的。乙型肝炎患者应注意适当休息，症状较重、有黄疸者应卧床休息。给予清淡、富含营养且易于消化吸收的饮食，注意蛋白质和维生素的摄入，避免对肝脏有损害的饮食和药物。恶心呕吐影响进食、热能不足者，应每日输液补充。可根据病情的需要应用改善肝功能、降低转氨酶等药物，辨证应用中药汤剂或中成药对缓解症状、缩短病程、减少并发症具有肯定的作用。

因为绝大多数真正的急性乙型肝炎患者住院时或住院过程中乙型肝炎病毒复制指标已转阴，因此一般不需要抗病毒治疗，如果病程超过3个月HBeAg尚未阴转、考虑有慢性化倾向者，可以进行抗病毒治疗。

慢性乙型肝炎至今尚无理想的治疗方法，其治疗主要包括基础治疗（合理饮食、戒除饮酒、适当休息、避免劳累、生活有规律以及保持良好的心态等）、抗病毒、免疫调节、抗炎保肝、抗纤维化治疗等，其中抗病毒治疗是关键，只要有适应证，且条件允许，就应进行规范的抗病毒治疗。慢性乙型肝炎治疗的总体目标是最大限度地长期抑制或消除乙型肝炎病毒，减轻肝细胞炎症坏死及肝纤维化，延缓和阻止疾病进展，减少和防止肝脏功能失代偿、肝硬化、肝细胞癌及其并发症的发生，从而改善生活质量和延长存活时间，力求逆转病变，达到临床治愈。

28 乙型肝炎什么情况下必须进行抗病毒治疗？

咨询：我患乙型肝炎已 3 年，目前正在抗病毒治疗，我爱人昨天确诊为急性黄疸型乙型肝炎，医生让住院，并说暂时不需要进行抗病毒治疗，我想不明白，同样是乙型肝炎，为什么有的需要抗病毒治疗而有的不需要，请问乙型肝炎什么情况下必须进行抗病毒治疗？

解答：这里首先告诉您，并不是所有的乙型肝炎患者都需要进行抗病毒治疗，是否需要抗病毒治疗，要根据乙型肝炎患者的病情而定。

乙型肝炎是由乙型肝炎病毒引起的，理论上讲，抗病毒治疗是治疗乙型肝炎的根本措施，不过由于急性乙型肝炎具有自限性过程，大多数经过适当治疗是可以痊愈的，一般不需要进行抗病毒治疗。慢性乙型肝炎患者体内的病毒载量（数量）是决定病情进展和预后的主要因素，所以对慢性乙型肝炎患者来讲，必须重视抗病毒治疗。

抗病毒治疗可以改善慢性乙型肝炎患者的预后，包括降低肝硬化失代偿及原发性肝细胞癌的发生率，提高生存率。肝细胞的坏死变性主要是受病毒影响，所以慢性乙型肝炎患者积极进行抗病毒治疗，对延缓肝硬化、肝癌的发生起着重要的作用。有关资料表明，肝硬化、肝癌的发生，与病毒的滴度高低密切相关，病毒的滴度越高，发生肝硬化、肝癌的概率越大，病毒滴度越低，发生肝硬化、肝癌的概率就越小，因此慢性乙型肝炎治疗的关键是抗病毒治疗。治疗的目的就是要长期地、持续地、最大限度地抑制乙型肝炎病毒复制，延缓或防止演变成肝硬化和肝细胞癌，延长患者的生命以及生存质量。

根据我国《慢性乙型肝炎防治指南（2022年版）》的建议，对于 HBeAg 阳性的慢性乙型肝炎患者，凡丙氨酸氨基转移酶 ≥ 2×ULN（ULN 指正常值上限），HBV-DNA ≥ 10^5 拷贝/毫升，需要进行抗病毒治疗；HBeAg 阴性的慢性乙型肝炎患者，凡丙氨酸氨基转移酶 ≥ 2×ULN，HBV-DNA ≥ 10^4 拷贝/毫升，就应该进行抗病毒治疗，另外丙氨酸氨基转移酶 < 2×ULN 但肝活检 ≥ G2 的患者也应该进行抗病毒治疗，而丙氨酸氨基转移酶 < 2×ULN 但肝活检 < G2S2 的患者建议暂不进行抗病毒治疗，但需密切随访丙氨酸氨基转移酶的变化。乙型肝炎后肝硬化患者，HBV-DNA ≥ 10^4 拷贝/毫升，不论

其丙氨酸氨基转移酶正常或异常，在征得患者的知情同意后，也要进行抗病毒治疗。

29 目前常用的乙型肝炎抗病毒药物有几种？

咨询： 我今年48岁，患乙型肝炎已十余年，目前正在服用阿德福韦酯进行抗病毒治疗，我们单位的同事老朱，也患有乙型肝炎，他用的抗病毒药是恩替卡韦，我听说还有其他抗乙型肝炎病毒药物，请问**目前常用的乙型肝炎抗病毒药物有几种？**

解答： 正像您说的那样，除阿德福韦酯、恩替卡韦外，的确还有其他抗乙型肝炎病毒的药物。目前用于慢性乙型肝炎患者的抗病毒药分为两大类，一类是核苷类药物，包括拉米夫定、阿德福韦酯、替比夫定、替诺福韦酯、恩替卡韦等，另一类是干扰素，包括普通干扰素和长效干扰素。核苷类抗病毒药具有抑制乙型肝炎病毒的作用，干扰素具有调节免疫和抗病毒的双重作用。

核苷类抗病毒药大致可分为两类，即核苷类似物和核苷酸类似物，前者包括拉米夫定、恩替卡韦、替比夫定等，后者包括阿德福韦酯、替诺福韦酯等。根据化学结构的不同，又可将核苷类抗病毒药分为左旋核苷类（包括拉米夫定、替比夫定等）、无环磷酸盐类（包括阿德福韦酯、替诺福韦酯等）以及环戊烷类（包括恩替卡韦、阿巴卡韦）三种类型。结构相似的药物可能有相同或相近的耐药基因突变位点，存在一定程度的交叉耐药性，结构不同的药物可能无交叉耐药或耐药基因突变位点相差较远，这些药物的上市在一定程度上解决了最早上市的拉米夫定的耐药问题，但是核苷类药物并不能彻底杀灭乙型肝炎病毒，用药后还常会发生病毒变异和耐药，因此人们还在不断地研究，找出更新、更好的药物。

干扰素包括普通干扰素和长效干扰素，普通干扰素（干扰素 -α）是 20 世纪首先被批准用于治疗慢性乙型肝炎的抗病毒药物，具有较好的抗病毒作用，但其不良反应较大。长效干扰素是将一个干扰素蛋白质连接到无生物学活性的聚乙二醇聚合体上，称为聚乙二醇化，它比普通干扰素的药物半衰期长，肝内浓度高，而且有较高的生物活性，疗效相对较好，但其价格昂贵，临床使用受经济条件的限制。

30 乙型肝炎抗病毒治疗的同时需要使用其他药物吗？

咨询： 我患乙型肝炎已 6 年，正在服用阿德福韦酯抗病毒治疗，邻居张阿姨也患有乙型肝炎，她在服用阿德福韦酯的同时配合有甘草酸二胺，我问了几位病友，有的说单纯抗病毒就行，有的说需配合其他药，请问乙型肝炎抗病毒治疗的同时需要使用其他药物吗？

解答：这里首先告诉您，乙型肝炎单纯抗病毒治疗和在抗病毒治疗的同时配合应用其他药物都是可以的，在抗病毒治疗的同时，必要时还是应该配合其他药物的。

肝脏炎症坏死及其所致的肝纤维化是乙型肝炎病情进展的主要病理基础，如能有效抑制肝组织炎症，就有可能减少肝细胞破坏和延缓肝纤维化的发展。乙型肝炎是由乙型肝炎病毒引起的，抗病毒治疗是治疗乙型肝炎的根本措施。甘草酸制剂、水飞蓟素制剂以及众多的中药复方制剂有不同程度的抗炎、抗氧化、保护肝细胞等作用，有望减轻肝脏炎症损伤，临床应用这些药物可改善肝脏生化指标。联苯双酯、双环醇以及复方中成药护肝片、肝复康等也可降低血清氨基转移酶特别是丙氨酸氨基转移酶水平。因此，对丙氨酸氨基转移酶明显升高者或肝组织学明显炎症坏死者，在抗病毒治疗的基础上可酌情选用具有抗炎保肝和抗纤维化的中、西成药，也可根据辨证配合中药汤剂进行调理。

应当注意的是，抗炎、保肝治疗只是综合治疗的一部分，并不能取代抗病毒治疗，而且一般不宜同时应用多种抗炎保肝药物，以免加重肝脏负担及因药物间相互作用而引起不良反应。当然，根据病情的需要进行抗纤维化治疗还是非常必要的，特别是有些患者在治疗前已经存在部分肝脏组织的纤维化，抗纤维化治疗能进一步改善患者的肝脏质地，促进肝细胞的修复。

31 临床常用的干扰素有哪几类？如何应用？

咨询：我是慢性乙型肝炎患者，由于乙型肝炎病毒复制比较活跃，肝功能长期不正常，医生建议采用肌内注射干扰素的方法进行抗病毒治疗，麻烦您给我讲一讲，<u>临床常用的干扰素有哪几类？如何应用？</u>

解答：干扰素（IFN）为目前抗乙型肝炎病毒较有效的药物，根据其来源不同分为人白细胞干扰素（IFN-α）、人纤维母细胞干扰素（IFN-β）和人类淋巴细胞干扰素（IFN-γ）3 种，人白细胞干扰素和人纤维母细胞干扰素为 I 型干扰素，人类淋巴细胞干扰素为 II 型干扰素。

根据制备方法的不同，可将干扰素分为天然干扰素和基因工程重组干扰素，后者产量大、纯度高、不良反应小，可满足临床应用的需要，所以现在临床通常用的是基因工程重组干扰素。干扰素 -α 抗病毒作用最强，治疗乙型肝炎多采用此类干扰素，其可分为多种亚型，包括 α-1a、α-2a 以及 α-1b、α-2b 和 IFN-α-n1；干扰素 -β 主要作用为抗肿瘤增殖，对病毒感染亦有效；干扰素 -γ 具有抑制病毒复制、抑制细胞分裂及免疫调节作用。组合干扰素对 I 型干扰素受体亲和力增强，较 IFN-α 有更强的激活 NK 细胞、抗病毒和抗增殖活性，如重组集成干扰素注射液（干复津）；聚乙烯乙二醇偶合干扰素为长效干扰素，如聚乙二醇干扰素 α-2a 注射液（派罗欣）、聚乙二醇干扰素 α-2b 注射液（佩乐能），每周给药 1 次，疗效及耐受性提高，对 IFN-α 治疗无应答或复发的患者可考虑改用长效干扰素治疗。

普通干扰素与长效干扰素的用法有所不同。普通干扰素的用法通常为干扰素 -α500 万单位（可根据患者的耐受情况适当调整剂量），每周 3 次或隔日 1 次，皮下或肌内注射，一般疗程为 6 个月，如有应答，为提高疗效亦可延长疗程至 1 年或更长，应注意剂量及疗程的个体化，治疗 6 个月无应答者可改用其他抗病毒药物。长效干扰素的用法通常为聚乙二醇干扰素（PEG-IFNα-2a）180 微克，每周 1 次，皮下注射，疗程 1 年；或用长效干扰素 α-2b（PEG-IFNα-2b）1 微克 / 千克体重，每周 1 次，皮下注射，疗程 1 年，这两者的具体剂量可根据患者耐受性等因素进行调整，治疗时必须遵循医嘱。

32 干扰素的不良反应有哪些？

咨询： 我是慢性乙型肝炎患者，1 周前开始应用干扰素进行抗病毒治疗，自从注射干扰素后，全身肌肉酸痛，恶寒发热（体温在 37.5℃左右），医生说是干扰素最常见的不良反应，听说干扰素的不良反应有很多，我想了解一下。请问**干扰素的不良反应有哪些？**

解答： 在应用干扰素的过程中，确实有诸多的不良反应，归纳起来干扰素的不良反应主要有流感样症状、一过性外周血细胞减少、消化道症状、精神异常、自身免疫性疾病等。

（1）流感样症状：主要表现为发热、寒战、头痛、肌肉酸痛和乏力等，在用药4小时内发热者可达61%~90%，绝大多数在2~3天后感冒综合征自行减轻，7~10天能逐步适应。对于此类患者，可在睡前注射干扰素，对发热耐受性较差的患者，可服用解热镇痛药。体温持续39℃以上超过3天，伴有不能忍受的症状者，应停药。

（2）一过性外周血细胞减少：主要表现为外周血白细胞（中性粒细胞）和血小板减少。如中性粒细胞绝对计数 $\leqslant 0.75 \times 10^9$/L 和（或）血小板 $< 50 \times 10^9$/L，应减少干扰素剂量，1~2周后复查，如恢复，则逐渐增加至原剂量。如中性粒细胞绝对计数 $\leqslant 0.5 \times 10^9$/L 和（或）血小板 $< 30 \times 10^9$/L，则应停药。对中性粒细胞明显降低者，可试用粒细胞集落刺激因子或粒细胞巨噬细胞集落刺激因子治疗。

（3）消化道症状：用药半个月内常有恶心、食欲缺乏、呕吐、泄泻等消化道症状。对出现消化道症状者，可进行对症处理。

（4）精神异常：可表现为抑郁、妄想、重度焦虑等精神症状。在使用干扰素前应充分评估患者的精神状况，治疗过程中也应密切观察。抗抑郁药可缓解此类不良反应，但对症状严重者应及时停用干扰素，必要时会同精神科医师进一步诊治。

（5）自身免疫性疾病：干扰素可诱导产生自身抗体，包括甲状腺抗体、抗核抗体和抗胰岛素抗体，多数情况下无明显表现，少部分患者可出现甲状腺疾病、糖尿病、血小板减少、血清三酰甘油持续升高、银屑病、各种皮疹、白斑、类风湿关节炎和系统性红斑狼疮样综合征等，严重者应停药。

（6）其他少见的不良反应：肾脏损害（间质性肾炎、肾病综合征和急性肾衰竭等）和间质性肺炎、心血管并发症（心律失常、缺血性心脏病和心肌病等）、视网膜病变、听力下降等，一旦出现应停止干扰素治疗。

33 如何用恩替卡韦治疗乙型肝炎？

咨询：我今年39岁，患乙型肝炎已8年，5年前曾采用干扰素进行抗病毒治疗，之后肝功能一直正常，可不知为什么，近段时间总感觉肝区不适、乏力，经查肝功能、"两对半"等，医生说是病情又复发了，让服用恩替卡韦，请问<u>如何用恩替卡韦治疗乙型肝炎？</u>

解答：恩替卡韦是环氧羟碳脱氧鸟嘌呤核苷类似物，具有强效选择性抗乙型肝炎病毒作用，对人类的线粒体γ聚合酶不产生抑制，而对 HBV-DNA 复制的三个步骤（启动、逆转录和 DNA 依赖的合成）都具有抑制作用，比其他等剂量核苷类似物的抗病毒活性明显增强，是最近几年才应用于临床的治疗乙型肝炎的抗病毒新药。下面将恩替卡韦治疗乙型肝炎的适应证、使用方法、注意事项等予以简单介绍，供您参考。

恩替卡韦适用于治疗病毒复制活跃，血清谷丙转氨酶（ALT）持续升高或肝脏组织学显示有活动性病变的成年慢性乙型肝炎患者，乙型肝炎患者必须在有慢性乙型肝炎治疗经验的医生指导下使用恩替卡韦。恩替卡韦的用法通常是成人每次1片（0.5毫克），每日1次，空腹服用（餐前或餐后至少2小时），其治疗的最佳疗程尚未确定，勿超过推荐剂量使用。常见的不良反应有头痛、眩晕、疲劳、恶心等。

应当注意的是，对恩替卡韦或制剂中任何成分过敏者禁用，妊娠、哺乳期妇女慎用。在服药过程中，对任何新出现的异常症状及合并用药情况应及时告诉医生。恩替卡韦不可擅自停药，因为擅自停药后可能会出现肝炎急速加重的情况。若出现耐药现象，应在专业医生的指导下改变治疗方法。恩替卡韦主要由肾脏排泄，老年患者在使用时尤其应当谨慎，应注意药物剂量的选择，并且密切监测肾功能。由于恩替卡韦应用于临床时间较短，关于恩替卡韦的最佳治疗时间以及远期疗效等，目前尚未明确。

34 如何用替比夫定治疗乙型肝炎？

咨询：我今年48岁，患乙型肝炎已多年，每次到医院看病，医生都是开一些保肝药，药没少吃，病就是不见好，昨天到医院就诊，医生让服用替比夫定，由于当时患者特别多，这药的使用方法我没问清楚，请您给我说一说：如何用替比夫定治疗乙型肝炎？

解答：替比夫定是近年来应用于临床的抗乙型肝炎病毒新药，下面将其作用机制、适应证、用法用量、注意事项等给您予以简要介绍，相信对您了解如何使用替比夫定治疗乙型肝炎会有所帮助。

替比夫定是人工合成的胸腺嘧啶脱氧核苷类抗乙型肝炎病毒 DNA 多聚酶药物，它在细胞激酶的作用下被磷酸化为有活性的代谢产物——腺苷，腺苷的细胞内半衰期为 14 小时。替比夫定 5'- 腺苷通过与乙型肝炎病毒中自然底物胸腺嘧啶 5'- 腺苷竞争，从而抑制 HBV-DNA 多聚酶的活性；通过整合到 HBV-DNA 中造成乙型肝炎病毒 DNA 链延长终止，从而抑制乙型肝炎病毒的复制，达到抗病毒的目的。

替比夫定适用于治疗有乙型肝炎病毒活动复制证据，并伴有血清转氨酶（ALT 或 AST）持续升高或肝脏组织活动性病变的肝功能代偿的成年慢性乙型肝炎患者，乙型肝炎患者必须在有慢性乙型肝炎治疗经验的医生指导下使用替比夫定。替比夫定的用法通常是成人每次 1 片（600 毫克），每日 1 次口服，其治疗的最佳疗程尚未确定，勿超过推荐剂量使用。常见的不良反应有虚弱、头痛、腹痛、恶心、胃肠胀气、腹泻、消化不良等。

应当注意的是，本品禁止用于已证实对替比夫定及本品的其他任何成分过敏的患者。在停止抗乙型肝炎治疗的患者中，已发现有重度急性肝炎发作的报道，对于停止抗乙型肝炎治疗的患者的肝功能情况应从临床和实验室检查等方面严密监测，如有必要可重新恢复抗乙型肝炎病毒治疗。对于肾功能障碍或潜在肾功能障碍风险的患者使用替比夫定治疗会导致肾毒性，这些患者应密切监测肾功能并适当调整剂量。因为对发育中的人类胚胎的危险性尚不明确，所以建议用替比夫定治疗的育龄妇女要采取有效的避孕措施。目前尚不清楚替比夫定是否会分泌到人的乳汁，所以哺乳期妇女使用本品应避免授乳。替比夫定不宜用于儿童和青少年。替比夫定在 65 岁以上老年患者中的疗效和安全性尚未明确，考虑到老年人由于各种并发症造成的肾功能损伤，这类患者使用本品时必须要慎重。老年患者应监测肾功能并相应调整药物的剂量和用法。

35 老年人患乙型肝炎可以进行抗病毒治疗吗?

咨询：我近段时间总感觉右上腹胀痛不舒服，以为是胆囊炎，可服用金胆片 1 周，效果并不明显，之后到医院就诊，经检查确诊为慢性乙型肝炎、肝硬化，医生建议抗病毒治疗，可我听说抗病毒治疗并不适用于老年人，请问老年人可以进行抗病毒治疗吗?

解答：您提的这个问题有很多患者问过，这里首先告诉您，老年人患乙型肝炎，若病情需要的话，也应进行抗病毒治疗。由于老年患者肝、肾功能减退，抗病毒药物多数经过肝脏和肾脏代谢，所以治疗前和治疗过程中应注意定期检查随访患者的肝、肾功能，以便于调整治疗方案。

干扰素可在老年患者中应用，但有禁忌证者除外，对年老体衰耐受不了可能发生的不良反应者使用时应十分谨慎，应在医生严密观察下应用，当使用较大剂量时尤其应当注意，必要时可先用小剂量，逐渐加大剂量，以此来减少不良反应。由于拉米夫定主要以药物原型经肾脏排泄，肾脏排泄约占总清除量的 70% 左右，仅 5%~10% 被代谢成反式硫氧化物的衍生物，因此肝脏损害不影响拉米夫定的药物代谢过程，对于因年龄增大而肾脏排泄功能下降的老年患者，拉米夫定代谢无显著变化，只有在肌酐清除率 < 30 毫升 / 分时，才有影响，不建议使用本品。阿德福韦酯在 65 岁以上老年患者中的疗效和安全性尚未明确，不过由于老年人肾功能常有不同程度的减退，且多患有其他疾病，对肝肾功能也有不良影响，因此应注意药物剂量的选择，并应监测肾功能。替比夫定在 65 岁以上老年患者中的疗效和安全性尚未明确，考虑到老年人由于各种并发症造成的肾功能损伤，在使用本品时必须要慎重，应监测患者的肾功能，并相应调整药物的剂量和用药。由于没有足够的 65 岁及以上的老年患者参加恩替卡韦的临床研究，尚不清楚老年患者与年轻患者对本品的反应有何不同，恩替卡韦主要由肾脏排泄，在肾功能损伤的患者中，可能发生毒性反应的危险性更高，因为老年患者多数肾功能有所下降，因此应注意药物剂量的选择，并且监测肾功能。

36 育龄女性患乙型肝炎可以抗病毒治疗吗？

咨询： 我今年 28 岁，患乙型肝炎已 5 年，由于近段时间谷丙转氨酶居高不下，HBV-DNA 也明显升高，医生建议抗病毒治疗，不巧的是我准备要小孩，担心抗病毒药会给我及胎儿造成不利影响，请问**育龄女性患乙型肝炎可以抗病毒治疗吗？**

解答：这里首先给您肯定的回答，感染乙型肝炎的育龄女性若有必要，也应进行抗病毒治疗，同时抗病毒治疗应在有经验的肝病专科医生的指导下进行。下面将育龄女性乙型肝炎患者抗病毒治疗分为几种情况予以介绍。

（1）育龄女性未结婚前，如果仅是乙型肝炎病毒携带者，即 HBV-DNA 明显复制，但血清谷丙转氨酶始终正常，且无明显不适之感觉，说明该患者正处于免疫耐受状态，一般不推荐给予治疗，但需每隔 3~6 个月检测 1 次肝功能和 HBV-DNA 定量，以观察病情变化情况。如果患者迫切要求治疗，则应考虑进行肝活检，如果病理结果显示肝细胞及组织呈现炎症改变为 2 级（G2），肝纤维化 S1 以上，则可选用干扰素-α治疗。

（2）已婚育龄女性乙型肝炎患者，如血清谷丙转氨酶明显增高、无黄疸、HBV-DNA 定量检查 $\geq 10^6$ 拷贝/毫升，说明该患者已处于免疫清除期，对尚未妊娠者应优先选用干扰素进行抗病毒治疗，但不鼓励在干扰素治疗期间妊娠，若需妊娠应在干扰素治疗结束后停一段时间再考虑。

（3）已婚育龄女性在接受口服核苷类抗病毒药物治疗期间如发生妊娠，又坚决想要这个孩子，则在"后果自负"的原则下，查有无核苷类药物耐药的基因变异情况。如有变异者，医生应要求怀孕妇女立即终止妊娠；如果乙型肝炎病毒未出现基因变异，则可选择口服替比夫定，每日 600 毫克，直至分娩后仍需继续服药。新生儿在出生后第一时间（12 小时以内，通常是越早越好）注射抗乙型肝炎免疫球蛋白，同时开始按免疫程序进行基因重组乙型肝炎疫苗的免疫注射，新生儿满月时可再重复注射乙型肝炎免疫球蛋白 1 次。

37 乙型肝炎引起的肝硬化如何抗病毒治疗？

咨询： 前些年单位体检时，发现我患有乙型肝炎，由于平时并没有不舒服的感觉，所以一直没有放在心上，也没有吃过药，前几天由于上腹部胀痛到医院就诊，查彩超发现已发展成肝硬化，医生建议抗病毒治疗。请问乙型肝炎引起的肝硬化如何抗病毒治疗？

解答： 您患有乙型肝炎，由于平时并没有不舒服的感觉，一直没有放在心上，没有正规治疗，病情进一步发展出现了肝硬化，医生建议抗病毒治疗是正确的选择。乙型肝炎是引起肝硬化的主要原因之一，通过抗病毒治疗，清除或长期抑制乙型肝炎病毒，是延缓肝硬化进展，减少肝癌发生的主要手段。您想了解乙型肝炎引起的肝硬化如何抗病毒治疗，下面给您简单介绍一下，供您参考。

（1）干扰素是临床常用的抗病毒药物之一，但不是所有乙型肝炎引起的肝硬化患者都适合用干扰素治疗。代偿期的肝炎肝硬化，患者依从性好，无禁忌证，可以使用干扰素进行抗病毒治疗，但需严密观察肝功能、血常规等指标，如出现明显的肝功能损害，白细胞、血小板严重降低，应及时减量甚至停药。失代偿期肝硬化患者不宜使用干扰素治疗。

（2）核苷类药物是乙型肝炎患者抗病毒治疗最常用的药物，

其不良反应明显少于干扰素，很适合乙型肝炎引起的肝硬化患者使用。目前，临床应用于乙型肝炎病毒治疗的口服核苷类药物主要有拉米夫定、阿德福韦酯、替比夫定、恩替卡韦，长期服用此类药物可能会导致病毒变异，从而降低疗效，甚至导致无效，但上述4种药物变异位点各不相同，一旦出现病毒变异，可根据病毒变异位点情况，换用或联合应用上述药物治疗，以最大限度抑制病毒的复制。

38 什么时候可以考虑停用核苷类抗病毒药物？出现耐药怎么办？

咨询： 我是慢性乙型肝炎患者，用核苷类抗病毒药阿德福韦酯已两年多，现在肝功能正常，HBV-DNA阴性，我想停用阿德福韦酯，可医生让坚持服，听说核苷类抗病毒药用的时间长了容易耐药，请问什么时候可以考虑停用核苷类抗病毒药物？出现耐药怎么办？

解答： 应用干扰素对乙型肝炎患者进行抗病毒治疗，通常以6个月至1年为1个疗程，而核苷类抗病毒药至今尚无明确的疗程。与您一样，许多正在服用核苷类抗病毒药的乙型肝炎患者都有什么时候可以考虑停用核苷类抗病毒药，以及出现耐药怎么办的疑问。

核苷类抗病毒药物要不要终身服用，2008年《亚太地区慢性乙型肝炎防治指南》和我国《慢性乙型肝炎防治指南（2022

年版)》，均建议 HBeAg 阳性的慢性乙型肝炎患者，其停用抗病毒药物的指征是出现 HBeAg 血清学转换后，间隔至少 6 个月的 2 次 HBV-DNA 检查均为阴性。而 HBeAg 阴性患者停用抗病毒药物的指征尚不明确，如果连续 3 次每次间隔 6 个月检查 HBV-DNA 均为阴性，可以考虑停药。乙型肝炎肝硬化患者则需要长期服用，迄今何时停止使用核苷类抗病毒药物还没有绝对的结论，原则上根据有关规定，参照患者的病情和治疗药物应答的情况，由有经验的医生决定，同时停药后应定期检测肝功能和 HBV-DNA 等，密切注意病情的变化。

在服用核苷类抗病毒药治疗乙型肝炎的过程中容易出现耐药，这是一个十分棘手的问题。一旦发生耐药，直接对乙型肝炎患者产生危害，耐药病毒株的出现使后续治疗的药物疗效降低，将直接抵消患者之前获得的临床益处，出现病毒反弹、血清转氨酶升高、HBeAg 血清转换率下降等，同时肝脏病理损害也随之加重，所以必须给予高度重视，并积极进行预防和处理。一般来说，服用核苷类抗病毒药的患者在临床随访期间，如果患者在取得病毒学应答后 HBV-DNA 又较前升高了，或者是出现病毒学反弹，即 HBV-DNA 升高至 10^5 拷贝/毫升或恢复到治疗前水平，就应该立即进行乙型肝炎病毒变异的检测，如果确认病毒变异的位点，根据变异结果选择换用或加用无交叉耐药位点的抗病毒药物（如拉米夫定联合阿德福韦酯），而不应等到出现了生化学突破——血清谷丙转氨酶出现异常才进行换药和加药，以避免不必要的肝功能损害。另外，还需要注意的是，由于 HBV-DNA 检测方法不同，结果会存在一定的差异，必须进行比对确认。

39 治疗乙型肝炎只用保肝药行吗？

咨询： 我今年48岁，患有慢性乙型肝炎，服用抗病毒药替比夫定已近两年，我们单位的宋老师，患乙型肝炎已十多年，他一直只用保肝药，情况也不错，他说只要坚持用保肝药就能控制着病情，使肝功能正常，我不太放心，请问治疗乙型肝炎只用保肝药行吗？

解答： 确实有一部分乙型肝炎患者，认为只要坚持服用保肝药就可控制病情，使肝功能正常。其实，治疗乙型肝炎只用保肝药是不行的，抗病毒治疗、彻底消除乙型肝炎病毒才是最根本的治疗措施，保肝治疗只是综合治疗的一个方面。

治疗乙型肝炎只使用保肝降酶药、抗肝细胞损伤药，比如联苯双酯、水飞蓟宾、甘草酸二胺、护肝片、肝复康等，可起到减轻肝脏炎症，保护肝细胞的作用，其降酶改善肝功能的效果显著，而且收效较快，但是这些治疗属于治标不治本的性质，就好像烧火煮水的道理，病毒像燃火用的柴草，肝脏好像盛水的锅，炎症活动像是由于烧柴引起的水液沸腾，水液沸腾越盛，反映火越旺，同相道理，病毒活动越厉害，肝脏炎症也就越大，保肝降酶治疗如同扬汤止沸，火烧旺了，便往上添水，水面一时平静了，但由于柴火依然燃烧，过不了多久，水液就会再次沸腾，想让水液不再沸腾，只有釜底抽薪，断其柴草。乙型肝炎的治疗也是一样，其根本是要将乙型肝炎病毒消灭、清除，但是说起来容易做起来难，正规的乙型肝炎抗病毒治疗一个疗程通常需要耗时半年到1年，甚至更长的时间，其药费也较昂贵，并且这笔投入并非一次性的，有的患者可能需要进行几个疗程甚至更长时间用药，最令人遗憾的是无论花多少钱，治疗多少个疗程，直至目前其抗病毒的治疗效果并不令人满意。看起来，目前乙型肝炎的治疗，对经济条件难以承受的患者，继续采用保肝降酶等形式"扬汤止沸"也是权宜之计，而在经济条件许可的情况下，抗病毒治疗应当是首选方案。

由于医疗保险制度的大力推进，全民医保措施的实施，现在医药费用的报销比例明显提高，大病救助措施也在城乡全面实行，乙型肝炎抗病毒药的价格也大幅度下降，同时这些年随着经济社会的发展，人们的生活水平和经济条件也明显改善，乙型肝炎患者进行抗病毒治疗的药费已不是问题，所以大凡需要进行抗病毒治疗的乙型肝炎患者，都应当进行抗病毒治疗。

40 慢性乙型肝炎能够彻底治愈吗？

咨询：我近段时间总感到疲乏、腹胀，有时小便也发黄，前天到医院检查，确诊为慢性乙型肝炎，医生说慢性乙型肝炎属难治之病，让我有"持久战"的思想准备，我很想找一种根治的方法，无论花费多少钱都行。请问**慢性乙型肝炎能够彻底治愈吗？**

解答：慢性乙型肝炎确实属难治之病，慢性乙型肝炎的治愈标准包括临床治愈、基本治愈和彻底治愈 3 种，从目前情况来看，临床治愈相对容易，而基本治愈难度较大，彻底治愈几乎是不可能的。

所谓临床治愈，是针对发病状态的乙型肝炎患者而言，发病状态的乙型肝炎患者经过治疗，肝功能完全恢复正常，即可判为临床治愈。所谓基本治愈和彻底治愈，是针对所有乙型肝炎人群而言，既包括病毒携带者，也包括发病状态的乙型肝炎患者。基本治愈是指乙型肝炎病毒的主要复制指标（乙型肝炎病毒 e 抗原、乙型肝炎病毒脱氧核糖核酸）检测呈阴性，肝功能正常，并且能够持续 1 年以上者；彻底治愈则是指乙型肝炎病毒的所有抗原指标转为阴性，肝组织检查未见乙型肝炎病毒存在者。治疗乙型肝炎，清除体内所有的病毒，将其赶尽杀绝的确是根本目标，但是目前这还是一个可望不可及的目标，既然达不到赶尽杀绝的程度，可以把目标定在抑制、局部消灭或者是"和平共处"等目标上。所谓抑制、局部消灭是指对发病状态的乙型肝炎患者采取的免疫调整、心理治疗和抗病毒治疗等措施。

大部分慢性乙型肝炎患者是可以达到临床治愈或基本治愈的，但需要的时间较长。经过适当的休息、合理的营养及恰当的药物治疗，可以使乙型肝炎病毒 e 抗原阴转，乙型肝炎病毒脱氧核糖核酸转阴，血清转氨酶正常，病情稳定，但常会复发，因此应坚持较长时期的治疗，使病情较长期地稳定，才能基本痊愈。要使乙型肝炎病毒表面抗原阴转，彻底消除乙型肝炎病毒十分困难，目前尚缺乏有效的治疗方法，每年有 2%~4% 的自然转阴率，经过治疗转阴率可能稍高一点，但也很难超过 10%。

在慢性乙型肝炎中，发病状态的轻度肝炎的预后较好，一般不会演变成肝硬化，可迁延很长时间，甚至一二十年，最后仍有可能痊愈；少部分患者也可能转变为慢性活动性肝炎（中度甚至重度慢性肝炎）。慢性活动性肝炎中有 10%~20% 可发展成肝硬化。部分患者发展为肝硬化时病情反而稳定，另一部分患者则病情继续恶化，对于这种患者应警惕原发性肝细胞癌的发生，应定期检查甲胎蛋白、转肽酶、B 超等。必须强调的是，即使是活动性肝硬化也仅一小部分发展成肝癌，不发生肝硬化而直接发生肝癌者则非常少见。

41 为什么自己不能随便买药治疗乙型肝炎？

咨询： 我在检查胃镜前做"术前四项"时，发现乙型肝炎表面抗原阳性，后来确诊为乙型肝炎，听说乙肝宁治疗乙型肝炎效果不错，想买两盒服用，但药师说自己不能随便买药治疗乙型肝炎，让我咨询医生后再规范用药，请问为什么自己不能随便买药治疗乙型肝炎？

解答： 人们常说是药三分毒，所有药物都有其适用范围，有其不良反应，作为没有医学和药物知识的患者，不仅不能准确判断自己的病情，也很难判断哪种药物能治疗自己的疾病，自己买药治病很容易出现失误，您提到的药师说自己不能随便买药治疗乙型肝炎，是对您负责任的说法，我也建议您到医院找医生看看，咨询一下，让医生给予恰当的处理，千万不要自己随便买药吃。

现在市面上的药物种类非常多，广告更是铺天盖地，作为患者，只要确诊为乙型肝炎，不管有没有不舒服的感觉，都应在医生的指导下进行治疗，切记不可自己到药店买药吃或购买广告宣传的药物。乙型肝炎的病情复杂多样，治疗乙型肝炎的药物更是种类繁多，有抗病毒药物，有改善肝功能的药物，也有抗纤维化的药物等，不同的病情所用的药物是各不相同的，同时随着病情的改变，药物的种类和用量也应及时调整，况且病情的变化（比如肝功能的改变等）作为乙型肝炎患者是不清楚的，需要到正规医院看病，经过医生详细的检查去明确诊断，服用什么药物，医生会根据患者的具体情况去选用，坚持服用医生要求使用的药物，乙型肝炎才能得到控制。

此外，医生开药时还会注意到药物之间的相互作用，有些药物乙型肝炎患者是禁用的，况且药物的服用方法也有许多讲究，这些绝大多数患者是不清楚的，都需要专科医生的指导。

42 怎样正确判断乙型肝炎的治疗效果？

咨询：我是慢性乙型肝炎患者，目前正在服用抗病毒药恩替卡韦和保肝降酶药肝复康，我知道乙型肝炎的治疗见效慢，用药时间长，病情容易反复，想了解一下如何判断用药是不是有效，以避免盲目用药，防止耽误病情，请问**怎样正确判断乙型肝炎的治疗效果？**

解答： 治疗乙型肝炎的根本目的是彻底清除生存在肝组织及其他组织中和游离在血液中的乙型肝炎病毒，恢复由于病毒复制造成的肝组织损害。那么，怎样知道通过治疗是否达到以上目标了呢？最权威的指标是进行肝穿刺活组织检查，确认乙型肝炎治疗是否获得痊愈，但是通过肝穿刺方法来了解治疗效果的患者几乎没有，因为肝穿刺不但对肝组织有损伤，而且有一定的危险性。以上原因决定了乙肝炎治疗的效果难以真实、客观、准确地反映出来。

目前判定乙型肝炎患者的治疗效果，通常是依靠患者的症状、体征以及血液检查和影像学检查，其中肝功能检查和病毒学指标是最重要的。第一是了解患者用药后的症状和体征变化情况，症状和体征的减轻或消失通常是病情好转的表现，症状和体征的加重则常是病情加重的征象，当然这只是一般情况，也有症状和体征的变化与病情轻重不相符合者；第二是通过血液检查看肝功能恢复的情况，这是判断乙型肝炎患者治疗效果的最主要指标，肝功能的好转预示着病情的好转和减轻，肝功能的变差提示病情的加重；第三要看乙型肝炎病毒指标的变化情况，即所谓的乙型肝炎病毒复制是否减弱或转阴，这项指标对判断病情变化是十分重要的；第四是要通过影像学检查如B超、彩超、CT等了解肝脏的形态变化情况，由于肝脏的形态改变是缓慢的，通常只作为判断病情变化的参考指标。

如果患者肝功能全面恢复正常，并长期保持稳定，加上乙型肝炎病毒复制指标阴转，可以认为治疗获得痊愈。从目前实际情况来看，治疗使患者症状和体征减轻消失、肝功能恢复正常（转氨酶、胆红素以及蛋白等正常）相对容易，而使乙型肝炎病毒复制指标阴转相对较难，迄今为止尚无特效的转阴药物问世。

43 什么人应该注射乙型肝炎疫苗？如何接种乙型肝炎疫苗？

咨询： 我今年27岁，单位健康体检时，查出我患有乙型肝炎，现在我很担心会传染给家人，我知道注射乙型肝炎疫苗是预防乙型肝炎的有效方法，但不知道应当怎样使用。请问<u>什么人应该注射乙型肝炎疫苗？如何接种乙型肝炎疫苗？</u>

　　解答： 确实像您说的那样，注射乙型肝炎疫苗是目前预防乙型肝炎发生最有效的方法。乙型肝炎疫苗的问世使乙型肝炎的预防成为可能，及时正确地注射乙型肝炎疫苗，可使绝大多数人免遭乙型肝炎之苦，特别是乙型肝炎表面抗原阳性的母亲，若不注意预防，其婴儿有80%左右可能染上乙型肝炎，若在应用乙型肝炎免疫球蛋白的同时正确注射乙型肝炎疫苗，则感染乙型肝炎病毒的可能只有不到10%。所以，全面普及乙型肝炎疫苗注射，若干年后，我们就可使乙型肝炎的发病率降到很低的水平，直至消灭乙型肝炎。乙型肝炎疫苗主要用于阻断母婴传播和新生儿预防，以及其他高危人群的预防，也用于对学龄前和学龄儿童等的预防接种。对接种疫苗后乙型肝炎表面抗体阴性者，可考虑加强免疫。

　　乙型肝炎疫苗接种的全程免疫需要注射3次。国家已对其接种程序及剂量做出了规定。接种程序通常采用0、1、6三针间隔接种法，所谓"0"是指新生儿出生后24小时内的第1次注射，对其他儿童或成人则为第1次接种的起始时间；"1"是指1个月后的第2次接种；"6"则是指第1针后的6个月作第3次接种。母亲为乙型肝炎病毒携带者的新生儿，应在出生后24小时内尽早（最好在出生后12小时内）注射高效价乙型肝炎免疫球蛋白，同时按"0""1""6"方案注射乙型肝炎疫苗。接种乙型肝炎疫苗的第1针与第2针为基础免疫，第3针为加强免疫，都是属于全程免疫并达到最佳效果所必需的。新生儿的第1次注射应在出生后立即进行，通常不应超过24小时。母亲为乙型肝炎病毒携带者的新生儿，注射的第1针乙型肝炎疫苗应用15微克的剂量，第2、3针分别用10微克、5微克，对于儿童和其他人群则可以第1针、2针、3针分别采用10微克、5微克、5微克的剂量，也有3次注射均应用5微克者。

上臂三角肌是乙型肝炎疫苗注射的最佳部位，臀部脂肪垫太厚，免疫效果差。一般采用肌内注射法，皮下接种只适用于血友病患者。新生儿上臂三角肌太薄，疫苗易溢出，深进针、慢推入是最佳的注射方法。

44 什么情况下应用乙型肝炎免疫球蛋白？如何使用乙型肝炎免疫球蛋白？

咨询： 我是乙型肝炎患者，为了预防家人感染乙型肝炎，我爱人和儿子都注射了乙型肝炎疫苗，听说有时还需配合注射乙型肝炎免疫球蛋白才能达到预防乙型肝炎的目的，请问**什么情况下应用乙型肝炎免疫球蛋白？如何使用乙型肝炎免疫球蛋白？**

解答： 采用人工自动免疫法注射乙型肝炎疫苗和乙型肝炎免疫球蛋白，通过主动免疫和被动免疫提高机体的抗病能力，保护易感人群，是预防乙型肝炎发生的重要方法。注射乙型肝炎免疫球蛋白属于被动免疫，对预防乙型肝炎的发生有时起着关键的作用。高效价乙型肝炎免疫球蛋白含有丰富的乙型肝炎表面抗体，表面抗体是预防乙型肝炎的保护性抗体，采用乙型肝炎免疫球蛋白对新生儿、婴幼儿及其他乙型肝炎易感者的暴露后免疫预防，可使机体迅速获得被动性免疫保护。有学者研究表明，人体受到乙型肝炎病毒入侵，3天后就能在肝细胞核内检出核心抗体，而单纯注射乙型肝炎疫苗，需4天后循环抗体才能产生。单用乙型肝炎疫苗时，在人工自动免疫建立之前，若已经有乙型肝炎病毒侵入，就可能在肝细胞内建立繁殖的基地。因此，对乙型肝炎病毒携带者母亲所生的新生儿以及其他暴露于乙型肝炎病毒的易感者，在注射乙型肝炎疫苗前，加用乙型肝炎免疫球蛋白是非常必要的，它可减少乙型肝炎病毒提前"着陆"的可能性。乙型肝炎免疫球蛋白的主要适应对象为①成年人意外接触被乙型肝炎病毒污染的血液和其他体液而皮肤黏膜又有损伤时；②乙型肝炎病毒携带者母亲所生的新生儿；③偶然输入乙型肝炎病毒携带者的血液；④其他情况下引起的乙型肝炎病毒暴露后的易感者。

目前应用的乙型肝炎免疫球蛋白是从人的血清（浆）中提取纯化的，效价用国际单位（IU）表示，通常每毫升含100~200国际单位，接种乙型肝炎免疫球蛋白可起到暂时性的保护作用。对乙型肝炎病毒携带者母亲所生的新生儿，应在出生后24小时内尽早（最好在出生后12小时内）注射乙型肝炎免疫球蛋白100国际单位，并按0、1、6方案注射乙型肝炎疫苗。对意外接触被乙型肝炎病毒污染的血液和其他体液而皮肤黏膜又有损伤、偶然输入乙型肝炎病毒携带者的血液等其他原因引起的乙型肝炎病毒暴露后的易感者，首先要了解并根据接触者乙型肝炎疫苗接种及免疫应答情况采取相应措施，对未接种过乙型肝炎疫苗的接触者，应立即注射乙型肝炎免疫球蛋白，成年人每次可用500国际单位，同时按0、1、6方案进行乙型肝炎疫苗注射；对已接种过乙型肝炎疫苗，但未经全程免疫者，应在注射乙型肝炎免疫球蛋白后按免疫程序补上全程免疫；对已完成全程免疫的接触者，如果乙型肝炎表面抗体水平足够，可不必注射乙型肝炎免疫球蛋白，水平不够时应及时注射乙型肝炎免疫球蛋白和乙型肝炎疫苗。

45 应该怎样看待形形色色的治疗乙型
肝炎的广告？

咨询：我患乙型肝炎已多年，近几年一直服用抗病毒药，每次复查肝功能都在正常范围，病情控制得还算不错，近段时间报纸、电视上治疗乙型肝炎的广告特别多，有一则说得很诱人，我有点心动，真想试一试，请问<u>应该怎样看待形形色色的治疗乙型肝炎的广告？</u>

解答：乙型肝炎属难治之病，有些药商、医疗机构大做治疗乙型肝炎的广告，甚至声称能"根治"乙型肝炎，其实这些广告多数属不实宣传。据不完全统计，目前在电视、报纸、杂志等媒体中频繁出现的有关治疗乙型肝炎的广告，绝大多数存在着虚假和不科学，多数违背了有关药物广告的法规。有关治疗乙型肝炎广告宣传的内容往往言过其实，其药物功效常常包罗万象、无所不能，广告声称一两个疗程包乙肝病毒转阴，并且已解决了乙型肝炎病情变异、耐药、复发等问题，甚至能"根治"乙型肝炎。不惜血本、铺天盖地地做治疗乙型肝炎广告的目的只有一个，那就是骗钱敛财，广告内容紧紧抓住乙型肝炎患者心急如焚、不惜一切代价治病、急于治愈的心理，抛出各种美丽的"传说""诱饵"，诱使广大患者上当受骗。

经常有患者问：乙型肝炎到底能根治不能？这其实是一个很模糊的问题，必须具体分析，不能一概而论。乙型肝炎病毒一般可分为一过性感染和慢性持续感染，如果是较大儿童（7

岁以上）或成年人感染了乙型肝炎病毒，不管是无症状但能产生特异性免疫应答的隐性感染，还是有症状的显性感染（表现为急性肝炎），其中大部分感染者为一过性感染，他们体内的乙型肝炎病毒最终将会被彻底清除，只有少数感染者成为慢性乙型肝炎患者或慢性乙型肝炎病毒携带者。研究发现，感染年龄越小，形成持续性感染、成为慢性乙型肝炎病毒携带者或慢性乙型肝炎患者的概率越大。如果是在围生期（妊娠满28周至生产后1周）通过母婴垂直传播造成的感染，又未采取任何阻断措施，则将会导致绝大部分婴儿在将来成为慢性病毒携带者或慢性乙型肝炎患者。

不管是慢性乙型肝炎病毒携带者还是慢性乙型肝炎患者，体内病毒自然阴转的可能性都很小，即使再加上药物治疗等，其e抗原阴转的概率也不过在10%~30%（有些报道略高些），表面抗原阴转的可能性更小，低于10%，核心抗体几乎不转阴。即使出现了e抗原阴转，还要区分是自然阴转还是变异阴转（这种区分非常困难），因为e抗原的变异阴转并非好事，这种变异可使乙型肝炎病毒逃避免疫监视，从而影响乙型肝炎的预后。当然自然阴转比较理想，可使宿主传染性降低或消失，病情趋于稳定。但总的来说，慢性持续感染（包括慢性乙型肝炎病毒携带者和慢性乙型肝炎患者）的治疗是迄今为止尚未解决的难题，过去有一些报道言过其实。正如一位肝病专家所言，如果把这些年来人们声称已经治愈的乙型肝炎患者人数加起来，可能早已超过了我国乙型肝炎患者的总数。

在慢性乙型肝炎病毒携带者和慢性乙型肝炎的治疗中，抗病毒治疗是首选，但至今为止，还没有哪一种抗病毒药物能彻底消除乙型肝炎病毒、使乙型肝炎病毒的各项血清标志物转阴，只能是持续抑制病毒复制，使肝脏炎症缓解，阻止肝纤维化进程，并使宿主传染性降低。目前国内外关于乙型肝炎的疗效标准，并没有乙型肝炎病毒转阴这一项。由此可知，对于乙型肝炎病毒的慢性持续性感染而言，病毒的彻底清除并非易事，仍是世界性的难题，而病毒得不到彻底清除，所谓"根治"也就无从谈起。

综上所述，由于乙型肝炎病毒感染的类型不同，其预后也不同。对乙型肝炎我们提倡科学规范化治疗，目前医学界已经积累了丰富的治疗经验，一般都能达到较理想的疗效（绝大部分可以达到临床治愈）。但我们也必须正视治疗中的困难，对医生来说，不可不分具体情况轻言"根治"，而乙型肝炎患者也不要轻信"根治"的神话，广告所说的"根治"是骗人的。

第二章
中医治疗乙型肝炎

提起中医，大家会想到阴阳、五行、舌苔、脉象等，认为中医知识深奥难懂，对疾病的认识与西医不同。本章采取通俗易懂的语言，讲解了中医是怎样认识乙型肝炎的、乙型肝炎的中医分型，以及中医治疗乙型肝炎常用的方药、方法等，以便让大家了解一些中医防治乙型肝炎的知识，合理选择中医治疗乙型肝炎的药物和方法。

01 找中医看病需要注意哪些细节?

咨询: 我是乙型肝炎患者,这几年一直服用抗病毒药阿德福韦酯,不知为什么,近来总感觉口干口苦,听说用中药调理效果不错,我想找中医看看,服用一段时间中药,病友说看中医与看西医不太一样,有很多要注意的地方,请问找中医看病需要注意哪些细节?

解答: 中医诊治疾病与西医不同,讲究"望、闻、问、切"四诊,看中医与看西医的确不太一样,有不少讲究,有很多要注意的地方。找中医看病,除了通常所说的要带齐有关的证件(如医疗卡、身份证等),带着以前就诊的门诊病历、各种化验检查资料(如化验单、心电图报告单、彩超单等),以及注意空腹以便做各种检查外,看病前还需要注意以下细节。

(1)当面就诊:中医看病需"望、闻、问、切",四诊合参,讲究个体化辨证治疗,绝不是说一两个症状或一半个病名便可以处方用药的,只有经过全面的诊断和细致的辨证之后,处方用药才不至于有失,所以有病还是建议大家找当地有经验的医生当面诊治,打电话、发微信、通过网络找中医诊治疾病是不恰当的。

(2)不要化妆:在"望、闻、问、切"四诊中,望诊是诊病的首要环节,它包括望精神状态、望面部气色、望舌苔、望舌质、望唇甲等诸多方面,对正确诊断疾病非常重要,所以看病时一定要让医生看到您的"本来面目"，在看病前不要擦胭脂、抹口红、画眼影、涂指甲油等，以免掩盖病情。

（3）切莫轻易"动"舌头：望舌是中医望诊的一个重要内容，医生希望能够看到患者真实的舌苔、舌色和舌质，有些患者早晨刷牙时拼命用牙刷刮舌面，目的是想给医生看一个漂亮的舌头，恰恰因为这样会让病看不明白、不准确。

（4）不宜饭后就诊：饭后不但脉象多洪缓，而且舌苔变薄，舌质变红，加上有些食物容易使舌苔变色，这样会导致医生诊断出现失误，所以不宜在饭后立即就诊，就诊最好在饭后1小时以上，通常选择在上午就诊，同时早晨也不要刷牙。

（5）不要做剧烈运动：切脉也是中医诊病的重要手段，就诊前应尽量保持心情平静，避免情绪急躁和剧烈运动等因素影响切诊。若饱食、饮酒、刚参加完运动、长途步行或爬楼梯后，则需休息一定时间，待脉搏平静后再让医生诊脉。

（6）不要吃容易染舌苔的食物或药物：望舌苔、望舌质是中医诊断疾病的重要一环，就诊前不要吃容易染舌苔的食物或药物，比如牛奶、豆浆等含脂肪多的食品容易使您的舌苔变得白腻，杨梅、乌梅、橄榄等容易使舌苔变黑，咖啡、橘子以及维生素 B_2 等可使舌苔变黄，就诊前刚进热饮可使舌质变红，这些都是应当注意的，如果您已经这样做了，一定要告知医生，否则会影响诊断。

（7）不要频繁更换医生：中医治疗疾病，取效较慢，很多疾病的治疗需要一定时间、一个过程，而频繁更换医生只会造成治疗的重复。一般的慢性疾病，如果治疗 1~2 个月后仍无明显效果，可以考虑另选医生，但一定要将以往的病历或处方保存好，以便让医生了解您的治疗情况。

（8）不要沿用过去的处方或别人的处方：有些人认为，这次的病治好了，可以把处方留着，以备将来症状再次出现时使用，或者看到别人跟自己的病情类似，便将别人的处方拿来自己用，这是不正确的，也是极其不负责任的。中医在诊治疾病过程中，非常重视个体差异，患病的原因、时间、地点、表现不同，方药都会不同。除非医生允许，请不要沿用以前的处方，或他人的处方。

02 中医"四诊"指的是什么？什么是四诊合参？

咨询：我是乙型肝炎患者，近段时间总感觉上腹部胀满不舒服，食欲也变差了，我怀疑是长期服用抗病毒药伤胃了，想服用中药调理一下，听说中医与西医不同，诊断疾病要"四诊"，还要四诊合参，请问<u>中医"四诊"指的是什么？什么是四诊合参？</u>

解答：长期服用西药确实容易"伤胃"，出现上腹部胀满不舒服、饮食减少等，这种情况用中药调理有很好的效果。正像您听说的那样，中医和西医有着不同的理论体系，中医诊断疾病是通过"四诊"来完成的，同时还要四诊合参，综合分析。这里给您简要介绍一下"四诊"和四诊合参，希望对您有所帮助。

中医所说的"四诊"指的是望、闻、问、切四种诊察疾病的方法。望诊是用肉眼观察患者的神情、气色、形体、姿态，以及各种排泄物（如痰、粪、脓、血、尿等）来推断疾病的方法。闻诊是通过医生的听觉和嗅觉，收集患者说话的声音和呼吸、咳嗽等散发出来的气味等，以作为判断病证的参考。问诊则是医生通过跟患者或知情人说话沟通，以了解患者的主观症状、疾病发生及演变的过程、治疗经过等情况，作为诊断依据的诊断疾病的方法。切诊包括脉诊和按诊两部分，脉诊是通过切脉以了解患者所患病证的内在变化，按诊则是通过对患者的肌肤、手足、胸腹及其他部位的触摸按压，以了解疾病病情的一种诊断方法。

望、闻、问、切四诊是中医诊断疾病的基本方法，都相当重要，清代喻嘉言在《医门法律》中明确指出"望、闻、问、切，医者不可缺一"。望、闻、问、切四诊各有其独特的作用，不能相互取代，只能互相结合，取长补短，只强调某种诊法的重要性，而忽略其他的诊法的做法，都是不正确的。四诊合参，就是把四诊获得的诊断资料，进行搜集整理，综合分析，由表及里，由此及彼，去粗取精，去伪存真，反复思考，推理判断，得出正确的诊断。望、闻、问、切四诊之间是相互联系、不可分割的，因此在临床运用时，必须将它们有机地结合起来，也就是要做到四诊合参。需要指出的是，随着科学技术的发展，医疗诊断设备日新月异，中医不可能停留在曾经的"三个指头、一个枕头"的观念上，也不能只依靠传统的"四诊"来诊断疾病，要与现代辅助检查密切配合，只有这样才能跟上时代的步伐，做到诊断疾病更精准，治疗疾病更得当，避免少走弯路，出现失误，提高临床疗效。

03 中医怎样诊治疾病？

咨询： 我今年 57 岁，是乙型肝炎老病号，一直服用抗病毒西药治疗，不知为什么，这几天我不仅心烦急躁、睡眠也变差了，还总感觉头晕晕沉沉的，想用中药调理一下，我没有看过中医，听说中医诊治疾病与西医不太一样，请问<u>中医怎样诊治疾病？</u>

解答： 的确，中医与西医有着不同的理论体系，中医诊治疾病与西医不太一样。中医知识深奥难懂，下面我尽量用浅显易懂的语言，简单介绍一下中医怎样诊治疾病，希望对您有所帮助。

中医学理论认为，人体是以五脏为中心，通过经络系统，把五脏、六腑、五官、九窍、四肢百骸等全身组织器官联系起来的有机整体，并通过精、气、血、津液的作用，来完成机体统一的机能活动。机体各个部分之间在生理上互相联系，在病理上互相影响。不但如此，中医还把人与自然界联系在一起，认为人与天地相参，与日月相应，这就是贯穿中医学理论体系的整体观思想。

中医看病讲究"辨证论治"结合"辨病论治"。首先是收集资料，中医要求望、闻、问、切四诊合参，然后在这些资料的基础上，进行中医的整体抽象思维，得出辨证结论。中医的辨证方法包括八纲辨证、脏腑辨证、卫气营血辨证、三焦辨证、六经辨证、气血津液辨证、经络辨证等，其中八纲辨证又是最常用的，而八纲辨证又以阴阳为纲，辨其表里、寒热和虚实。抽象思维的过程，就是将望、闻、问、切四诊所得到的资料与人体的生理病理相联系，根据疾病的不同，结合医生个人的经验特点，选择一个或几个合适的辨证方法，做出分析综合，最后采取相应的治法和方药，或针灸、按摩等方法，进行相应的治疗。

比如患者感受外邪了，咳嗽症状很重，痰白略黄，黏稠不易咯出，口渴，还有鼻塞流清涕、头痛、恶寒（怕冷）等症状，中医诊断的病名是"咳嗽"，八纲辨证属实，乃表寒里热证，脏腑辨证与卫气营血辨证其病位在肺卫，治疗当采取解表散寒、清肺止咳的方法，方药可选用麻杏石甘汤加减。

望、闻、问、切四诊是中医诊断疾病的方法，中医诊断疾病特别强调四诊合参，常有人以为一摸脉便能说出患者的病情是很高明的大夫，其实中医经典里说"望而知之谓之神，闻而知之谓之圣，问而知之谓之工，切脉而知之谓之巧"。对患者的观察细致入微，对各种临床现象的了解尽可能全面，有助于做出准确的诊断。需要指出的是，当今的中医大夫，一般都掌握有西医学知识，是能中能西的，临床中结合现代辅助检查，有助于提高诊断的准确性、治疗的精准性，这样才能取得好的疗效。

中医的病名诊断一般并不困难，而辨证的结果就要复杂得多，尤其是久病、重病、多病的时候，证型往往错综复杂，虚实、寒热并见，不同的医生可能会得出不太一样的结论。加之中医有不同的派别，医生有各自的经验和特点，对于同一个患者，辨证可能完全不同，采取的相应治法就会不一样。即便辨证相同，中医方剂学的内容也是汗牛充栋，医生根据各自的经验和用药特点，也可能开出不同的方药，而不同的方药有可能取得同样好的疗效，也有可能疗效大相径庭。

有人会说，中医治病，真是仁者见仁，智者见智，太难把握了，这是对的，中医学是一门非常博大精深的学问，绝不是一朝一夕便可以领悟的。有人在报纸、杂志上看到一个方子，便对号入座，以为就能治疗自己的疾病，其实这种做法是不妥当的，有时甚至可能适得其反。医生在临床中也时常遇到这样照方开药的患者，感到很是无奈。当今，人们的养生保健意识日渐提高，这是好事，对于简单的小问题，选用一些非处方类中成药，或用艾灸、按摩等方法自行调养一下，提高一下自己的身体素质，是可行的。不过真要是得上了病，上医院找医生才是明智之举，切不可得病"自己看"，以免耽误病情。

04 中医如何认识乙型肝炎？

咨询： 我今年35岁，1周前查出患有乙型肝炎，我知道中医和西医有着不同的理论体系，中医学中并没有乙型肝炎的病名，乙型肝炎归属于中医学"黄疸""胁痛"等的范畴，但具体中医是如何认识乙型肝炎的我并不太清楚，请问中医如何认识乙型肝炎？

解答： 首先说明一下，中医的理论深奥难懂，但愿下面的介绍能对您有所帮助。在日常生活中我们时常可以听到"某某最近心烦口苦，肝火旺了""某某纳差、腹胀、尿黄，肝经有湿热了"，这都是中医的认识，若从西医的角度去检查，这些情况绝大多数并不是肝病。另有一些人，西医诊断为"慢性肝炎"，而中医则认为是"脾胃病""肝胃不和"，不仅按"慢性肝炎"服西药治疗有效，按中医的认识服用中药也同样可取得显著的治疗效果。究竟孰是孰非，很多患者无所适从，这其实是由于中、西医理论体系的差异，中、西医对肝、肝脏、肝病认识的不同造成的。

中医和西医是两种不同的医学理论，在古代中医学文献中并无乙型肝炎之病名，但中医对本病已早有认识，并积累了丰富的治疗经验。乙型肝炎病毒是乙型肝炎的特异性病原体，具有致病性、传染性、嗜肝性及潜伏性等特征，根据乙型肝炎的临床表现及演变规律，可将其归属于中医学"胁痛""黄疸""癥积""急黄""鼓胀"等病证的范畴，有黄疸表现者证属"黄疸"，病情急重、黄疸迅速加深者属于"急黄"，无黄疸表现者则多属"胁痛"，而肝脾大、肝硬化者又可归于"积聚"。中医认为乙型肝炎的发生主要是湿热疫毒之邪侵入人体，影响肝、胆、脾、胃功能，疏泄失司，从而形成湿、热、瘀、毒、气滞、痰浊等病理因素。初期以邪实为主，日久由实转虚或见虚实相兼。从临床表现来看，乙型肝炎有急性、慢性、重型、淤胆型等不同类型，其证候纷繁，病机十分复杂，但就其发病过程，则有一定的阶段性、规律性，病机的变化是随着病情的变化而发生变化的，治疗原则的确立是根据其临床表现和发病机制而来的。乙型肝炎和其他疾病一样，在治疗时也应根据病情明辨标本、权衡缓急，做到治病求本，根据机体阴阳失调的情况平调阴阳、整体论治。但是，由于乙型肝炎具有独特的发病规律，有一个由急性到慢性、由轻到重、由浅入深的发病过程，各阶段的发病机制也不一样，所以在乙型肝炎的治疗中，还应注意动态观察病情，做到病证同辨、分段论治。人们常说："疾病三分治，七分养"，这足以说明疾病自我调养的重要，乙型肝炎是一种难以根治的疾病，其病程较长，医患结合，重视调养也是治疗乙型肝炎的基本原则。

05 中医治疗乙型肝炎的优势在哪里？

咨询：我今年 42 岁，单位年度体检时发现我乙型肝炎病毒表面抗原阳性，经进一步检查确诊为乙型肝炎，我相信中医，想采取中医的方法治疗，听说中医治疗乙型肝炎还有一定的优势，请您给我介绍一下，中医治疗乙型肝炎的优势在哪里？

解答：的确像您说的那样，中医治疗乙型肝炎较西医有其优势。在乙型肝炎的治疗过程中，西医存在许多棘手的问题，在抗病毒治疗的过程中容易出现病毒变异，长期应用抗病毒药物容易出现不良反应，还没有合适的防治肝纤维化的药物，西药改善肝功能效果不满意等。相比之下，中医有丰富多彩的调治手段，在整体调治、消除自觉症状、改善肝功能、防治肝纤维化诸方面有一定优势。当然，中医治疗乙型肝炎还有其不足，如应急能力差等。治疗乙型肝炎如若能中、西医优势互补，定能获得好的治疗效果。

（1）强调整体观念和辨证论治：中医认为人是一个有机的整体，疾病的发生是机体正气与病邪相互作用、失去平衡的结果，乙型肝炎更是如此，强调"正气存内，邪不可干"，主张"扶正祛邪"，整体调治，这样可充分调动各方面的积极性，恢复机体正常的生理功能，中医就是从整体调治入手扶正祛邪，治疗乙型肝炎的。辨证论治是中医的精华所在，同样是乙型肝炎，由于发病时间、地区以及患者机体的反应性不同，或处于不同的发展阶段，所表现的证不同，因而治法也不一样，所谓"证同治亦同，证异治亦异"，切之临床，乙型肝炎有急性、慢性、重型以及肝炎后肝硬化等不同情况存在，辨证论治使治疗用药更具针对性，有助于提高临床疗效。

（2）具有丰富多彩的调治手段：中医注重疾病的整体调治、非药物治疗和日常保健，有丰富多彩的调治手段，除内服药、外用药、肌内注射药、静脉注射药外，还有针灸、按摩、拔罐以及饮食调理、情志调节、起居调摄等调治方法，在重视药物治疗的同时，采取综合性的措施，配合以针灸、按摩、拔罐以及饮食调理、情志调节、起居调摄等调治方法进行调治，以发挥综合治疗的优势，是促进乙型肝炎逐渐康复，防止病情反复的可靠方法，也是现今中医常用的治疗乙型肝炎的方法。

（3）消除自觉症状其疗效较佳：中药在调整机体各种功能，改善乙型肝炎患者自觉症状方面较西药有显著的优势。乙型肝炎患者可有右胁部疼痛不适、恶心厌油、纳差乏力、腹胀脘痞、目黄尿黄等诸多症状，根据辨证论治的原则，依其临床表现和发病机制的不同，分别采用疏肝解郁、清热利湿、健脾和胃等治疗法则选方用药进行治疗，可很快消除其自觉症状，疗效显著。

（4）改善肝功能明显优于西药：乙型肝炎患者肝功能时有波动，常不同程度地存在血清转氨酶、胆红素升高，护肝降酶可有效缓解乙型肝炎患者右胁部疼痛不适等症状，是阻止乙型肝炎继续发展，使之逐渐康复的重要一环，也是临床最常用的治疗乙型肝炎的方法之一。在护肝降酶方面中药较西药有明显的优势，临床常用的护肝降酶药如联苯双酯、甘草酸片、甘利欣注射液、水飞蓟宾胶囊、齐墩果酸片、田基黄注射液、苦参素注射液、护肝片、肝复康丸等，都是中药制剂。

（5）抗肝纤维化中药有其优势：肝脏纤维化是乙型肝炎病理过程中的一部分，是急性肝炎向慢性肝炎、慢性肝炎向肝硬化发展的必然过程，采用抗纤维化疗法，阻止肝纤维化形成，对治疗乙型肝炎和防治乙型肝炎向肝硬化发展有重要意义。秋水仙碱、青霉胺等是西医抗纤维化的主药，虽有一定的抗肝纤维化作用，但由于其疗效不稳定、不良反应较多等原因，临床较少使用，相比之下，具有活血化瘀、软坚散结作用的中药，其改善微循环、回缩肝脾、抗肝纤维化、防治肝硬化的功效显著，且无明显不良反应，所以临床中肝纤维化和肝硬化主要用中医药进行治疗，抗肝纤维化也是中医的优势所在。

（5）不良反应少便于长期应用：乙型肝炎是一种慢性传染病，其治疗起效慢，用药时间长，西药多有不良反应，长期服用不仅更易出现不良反应，且时有耐药发生，相比之下中药不良反应很少，不容易产生耐药，便于长期应用。

06 具有抗病毒作用的单味中药有 哪些?

咨询: 我是乙型肝炎患者,近段时间总感觉肝区不适、腹胀,检查肝功能转氨酶明显升高,检测 HBV-DNA 也较高,医生说需抗病毒治疗,听说抗病毒西药的副作用较大,同时高昂的费用也难以承受,我想用中药试一下,请问具有抗病毒作用的单味中药有哪些?

解答: 首先您应当知道,中医治病强调辨证论治,选方用药需要灵活配伍,应由有经验的医生开方用药,切不可自作主张自己选用单味中药抗乙型肝炎病毒。您想了解具有抗病毒作用的单味中药,下面给您简要介绍一下,供您参考。

中医药治疗病毒性疾病有悠久的历史和丰富的经验,其中常用的单味中药有大青叶、板蓝根、金银花、连翘、蒲公英、紫草、茵陈、大黄、虎杖、黄芩等,广泛用于治疗上呼吸道感染、腮腺炎、病毒性肝炎等疾病的治疗。近年来通过实验研究发现具有肯定的抗病毒作用的单味中药还有鱼腥草、野菊花、地骨皮、射干、穿心莲、白花蛇舌草、北豆根、黄柏、石榴皮、苦参、五味子、丹皮、知母、栀子、败酱草、龙胆草、车前草、柴胡、紫花地丁等。对于乙型肝炎,由于乙型肝炎病毒具有环状闭合结构的 DNA 整合在肝细胞核内,很难被杀灭,因此临床上单味中药在抗乙型肝炎病毒方面作用有限,体外实验证明对乙型肝炎病毒有强抑制作用的单味中药主要有大黄、地榆、金钱草、虎杖、胡黄连；呈现明显抑制作用的有桑寄生、黄柏、柴胡、明沙参、苦参、矮树茶、苦丁茶；有抑制作用的有何首乌、鱼腥草、败酱草；有弱抑制作用的有丹参、佛手、杜仲、茜草、叶下珠、陈皮、郁金、大蒜、山药等。

最后再给您强调一下，如果您想用中药抗病毒治疗乙型肝炎，我还是建议您找有经验的医生给您开具中药方剂进行正规治疗，自己选用单味中药是不可取的，不仅难以保证疗效，还很容易出现不良反应，您要切记。

07 具有提高免疫功能的单味中药有哪些？

咨询：我今年56岁，患乙型肝炎已多年，现在肝功能基本正常，多次检查 HBV-DNA 均为阴性，但近半年来感冒不断，可以说是弱不禁风，咨询医生说是免疫功能低下，建议用具有提高免疫功能的中药调理一下，我想知道具有提高免疫功能的单味中药有哪些？

解答：像您这样患有慢性乙型肝炎而经常感冒者，在临床中十分常见，究其原因多数是免疫功能低下所致，中医称其为正气虚弱，卫外不固。治疗调养此类患者中医较西药有其明显的优势，通常从扶助正气，固护卫表入手，选用中药汤剂调理，多能取得好的疗效。

现代研究表明，有许多单味中药具有提高免疫功能之功效，不过中医治病强调的是辨证论治，切不可用西医之理论套中医之药，现代研究成果只能作为参考，一听说免疫功能低下不加辨证就选用所谓具有增强免疫功能的中药是不可取的，要想取得好的疗效，必须由医生根据病情辨证选方遣药。下面将经现代研究证实具有增强免疫功能的单味中药给您简要介绍一下。

具有提高免疫功能的单味中药分为增强巨噬细胞功能、增强 B 细胞功能、增强 T 细胞功能、清除免疫复合物以及促进淋巴细胞转化等几种类型。能增强巨噬细胞功能的药物有黄芪、白花蛇舌草、女贞子、金银花、鸡血藤、草河车、蒲公英、当归等；能增强 B 细胞功能、提高免疫球蛋白的药物有菟丝子、肉桂、黄精、锁阳、仙茅等；能增强 T 细胞功能的药物有人参、党参、白术、茯苓、灵芝、桑寄生、猪苓、淫羊藿等；能清除免疫复合物的药物有生地、大黄、桃仁、红花、益母草、丹参、赤芍等；能促进淋巴细胞转化、增强 NK 细胞活性的药物有银耳、地黄、阿胶、薏苡仁、柴胡、五味子、枸杞子、女贞子、白芍等。

08 治疗乙型肝炎的著名方剂有哪些？

咨询：我患乙型肝炎已多年，近段时间总感觉肝区疼痛、腹胀，食欲也差，正在服中药汤剂调理，效果还算不错，用的方子是小柴胡汤加减，医生说这个是治疗乙型肝炎的著名方剂，听说治疗乙型肝炎不乏著名方剂，我想知道<u>治疗乙型肝炎的著名方剂有哪些？</u>

解答： 治疗乙型肝炎的方剂确实有很多，这当中最著名的当数逍遥散、一贯煎、茵陈蒿汤、小柴胡汤、甘露消毒丹和麻黄连翘赤小豆汤，下面将其组成、用法、功效、主治、方解介绍如下。

（1）逍遥散（《太平惠民和剂局方》）

组成：柴胡、当归、白芍、白术、茯苓各30克，炙甘草15克。

用法：上药共为细末，每次6~9克，加煨姜、薄荷少许，煎汤温服。亦可作汤剂水煎服，各药用量按原方比例酌情增减。丸剂每次6~9克，日服2次。

功效：疏肝解郁，健脾养血。

主治：肝郁血虚所致的两胁作痛，头痛目眩，口燥咽干，神疲食少，寒热往来，月经不调，乳房作胀，舌质淡红，脉弦而虚。

方解：本方为调和肝脾之名方。方中柴胡疏肝解郁，当归、白芍养血柔肝，尤其当归之芳香可以行气，味甘可以缓急，更是肝郁血虚之要药，上述三药配合，补肝体而助肝用，共为主药。配伍入脾之茯苓、白术为辅，健脾去湿，以达补中理脾之用，使运化有权，气血有源。加入少许薄荷、生姜共为佐药，温胃和中，助柴胡以散肝郁。炙甘草为使者，益气补中，缓肝之急，助健脾并调和诸药。如此配伍，使肝郁得解，血虚得养，脾虚得补，气血兼顾，肝脾并治，立法全面，用药周到，故为调和肝脾之常用方剂。

（2）一贯煎（《柳州医话》）

组成：北沙参、麦冬、当归各10克，生地黄30克，枸杞子12克，川楝子5克。

用法：每日 1 剂，水煎服。

功效：滋养肝肾，疏肝理气。

主治：肝肾阴虚，肝气不舒。症见胸脘胁痛，吞酸口苦，咽干口燥，舌红少津，脉细弱或虚弦。

方解：方中重用生地黄为主，滋阴养血以补肝肾；辅以沙参、麦冬、当归、枸杞子益阴而柔肝，合主药滋阴养血生津以柔肝；更配少量川楝子，其性虽苦燥，但配入大量甘寒养阴药中，则不嫌其伤津，反能疏泄肝气，为佐使药。诸药合用，使肝阴得养，肝气条达，则胸脘胁痛、吞酸口苦等症状自除。

（3）茵陈蒿汤（《伤寒论》）

组成：茵陈蒿 30 克，栀子 15 克，大黄 10 克。

用法：每日 1 剂，水煎服。

功效：清热利湿退黄。

主治：湿热黄疸。症见一身面目俱黄，黄色鲜明如橘子色，发热，腹微满，口中渴，小便短赤，舌质红，苔黄腻，脉滑数或沉实。

方解：本方为治湿热黄疸之名方。方中重用茵陈为主药，以其最善清热利湿退黄；辅以栀子清热降火，通利三焦，引湿热自小便而出；佐以大黄泻热逐瘀，通利大便，导瘀热由大便而下。纵观全方，茵陈配栀子，可使湿热从小便而出；茵陈配大黄，可使瘀热从大便而解。总之，三药合用，能泻肝胆，利三焦，通腑浊，清利降泄，引湿热由二便而去，使邪有出路，则黄疸自除。《伤寒论》用本方治瘀热发黄，《金匮要略》用本方治谷疸，其病因皆缘于湿热交蒸，热不得外越，湿热熏蒸肝胆，致使胆液外泄肌肤所致，故证同治亦同。

（4）小柴胡汤（《伤寒论》）

组成：柴胡12克，黄芩、人参、半夏、生姜各9克，炙甘草6克，大枣4枚。

用法：每日1剂，水煎服。

功效：和解少阳。

主治：少阳病，症见往来寒热，胸胁苦满，默默不欲饮食，心烦喜呕，口苦咽干，舌苔薄白，脉弦；或妇人伤寒，热入血室，以及疟疾、黄疸等杂病见少阳证者。

方解：本方为和解少阳之主方。方中柴胡为主药，清解少阳之邪，并疏畅气机之郁滞；黄芩为辅，协助柴胡以清少阳之邪热，二药合用，使其达到和解清热的目的。配伍人参、半夏、生姜、大枣为佐，意在补中扶正，和胃降逆，杜绝邪气全入太阴而成虚寒；炙甘草为使，既能调和诸药，又可相助扶正。诸药合用，升降协调，疏利三焦，调达上下，宣通内外，和畅气机，共成和解少阳、补中扶正、和胃降逆之功。

（5）甘露消毒丹（《温热经纬》）

组成：飞滑石450克，绵茵陈320克，淡黄芩300克，石菖蒲180克，川贝母、木通各150克，藿香、射干、连翘、薄荷、白豆蔻各120克。

用法：共为末，每次10~15克，温开水送服；或用神曲制成糊丸，每次6~9克，每日服2~3次。亦可作汤剂水煎服，用量按原方比例酌减。

功效：利湿化浊，清热解毒。

主治：湿温时疫，邪在气分，湿热并重。症见发热身困，胸闷腹胀，无汗而烦，身目发黄，或有汗而热不退，尿赤便秘，或大便泄而不畅，或咽喉肿痛，舌苔黄腻或厚腻。

方解：方中重用飞滑石、绵茵陈、淡黄芩三药为主药，其中飞滑石清热利湿而解暑，绵茵陈清热利湿而退黄，淡黄芩清热燥湿、泻火解毒，三药相伍，清热利湿，各擅其长。以石菖蒲、藿香、白豆蔻、木通为辅药，石菖蒲、藿香避秽和中，宣湿浊之壅滞，白豆蔻芳香悦脾，令气畅而湿行，木通清利湿热，导湿热从小便而去。佐以连翘清热解毒，射干、贝母、薄荷解毒利咽，散结消肿。诸药配合，使壅遏之湿热毒邪不独清利渗泄，且可芳香化浊，湿祛热清，气机调和，则诸症自除。

（6）麻黄连翘赤小豆汤（《伤寒论》）

组成：麻黄、连翘、生姜、甘草各6克，赤小豆30克，杏仁9克，生梓白皮12克，大枣6枚。

用法：每日1剂，水煎服。

功效：解表发汗，清热利湿。

主治：湿热内郁，表证未解之黄疸，症见恶寒发热，头痛无汗，身黄、目黄、小便黄，心烦口渴，腹胀纳呆，恶心欲吐，舌苔黄腻，脉浮数。

方解：方中麻黄、杏仁、生姜辛散表邪，宣发郁热，为主药；连翘、生梓白皮、赤小豆清泄湿热，为辅药；甘草、大枣调和脾胃，为佐使药。如此表里宣通，湿热有外泄之路，表解里和，其症自除。

09 急性黄疸型乙型肝炎应如何选方用药？

咨询： 我今年42岁，因身困乏力、恶心、厌油、目黄、小便黄到医院就诊，经检查肝功能、乙型肝炎"两对半"等，诊断为急性黄疸型乙型肝炎，医生说中医辨证治疗的效果不错，请问**急性黄疸型乙型肝炎应如何选方用药？**

解答： 急性黄疸型乙型肝炎属中医学"黄疸"的范畴，根据发病机制和临床表现的不同，中医通常将其分为湿热兼表型、热重于湿型、湿重于热型以及寒湿困脾型（阴黄）4种基本证型进行辨证治疗，效果确实不错。

（1）湿热兼表型：见于急性黄疸型乙型肝炎发病的初期，主要表现为发热恶寒，头痛身楚，身困疲乏，身目俱黄，小便色黄如浓茶，恶心呕吐，纳差厌油，腹上区及右胁部胀满不适，舌质淡红，苔薄白或黄腻，脉浮数或浮弦。其治疗应以解表清热，祛湿利胆为原则，方选麻黄连翘赤小豆汤加减。基本用药有连翘、虎杖、滑石各15克，杏仁10克，赤小豆、茵陈各24克，郁金、藿香、赤芍、麦芽各12克，薄荷9克，砂仁、麻黄、白蔻仁、甘草各6克，大枣6枚，并注意随症加减。其用法为每日1剂，水煎取汁，分早、晚2次服。

（2）热重于湿型：主要表现为身目俱黄，其色鲜明，发热口渴，心中懊恼，恶心呕吐，纳差厌油，右胁胀痛而拒按，脘腹胀满，小便黄赤、短少，大便秘结，舌质红，苔黄腻或黄糙，脉弦数或滑数。其治疗应以清热利湿、通便退黄为原则，方选茵陈蒿汤加味。基本用药有茵陈30克，大黄、栀子、郁金、竹茹、川楝子、茯苓、柴胡、龙胆草、麦芽各12克，虎杖、赤芍、滑石、白芍、车前子、连翘各15克，甘草6克，大枣6枚，并注意随症加减。其用法为每日1剂，水煎取汁，分早、晚2次服。

（3）湿重于热型：主要表现为身目俱黄，其色稍暗，无发热或身热不扬，头重身困，神疲倦怠，胸脘痞满，恶心厌油，纳差腹胀，口黏不渴，大便稀溏不爽，舌质淡红，舌苔厚腻微黄，脉濡缓或濡数。其治疗应以利湿化浊、佐以清热为原则，方选茵陈五苓散加味。基本用药有茵陈18克，茯苓、白术、薏苡仁各15克，泽泻、郁金、龙胆草、猪苓、藿香、滑石、连翘、建曲、厚朴各12克，川楝子10克，木通、薄荷各9克，白蔻仁、甘草各6克，大枣6枚，并注意随症加减。其用法为每日1剂，水煎取汁，分早、晚2次服。

（4）寒湿困脾型（阴黄）：主要表现为身目发黄，色泽晦暗，形寒肢冷，右胁部疼痛不适，纳差脘痞，口淡不渴，大便溏薄，小便色黄，舌质淡，舌体胖，苔白滑，脉沉缓无力。其治疗应以健脾和胃、温化寒湿为原则，方选茵陈术附汤加味。基本用药有茵陈、茯苓、白术各15克，泽泻、建曲、厚朴、郁金、猪苓各12克，青皮、附子、干姜各9克，砂仁、白蔻仁、甘草各6克，大枣6枚，并注意随症加减。其用法为每日1剂，水煎取汁，分早、晚2次服。

10 急性无黄疸型乙型肝炎应如何选方用药？

咨询： 我最近总感觉身困乏力，上腹部胀满不舒服，饮食也减少了，自认为是消化不良，服用保和丸1周，症状不减，前天到医院就诊，诊断为急性无黄疸型乙型肝炎，中医大夫说属于湿困脾胃型，中药治疗效果不错，请问**急性无黄疸型乙型肝炎应如何选方用药？**

解答： 急性无黄疸型乙型肝炎是现代医学之病名，当属中医学"胁痛""痞证"等的范畴。中医治疗急性无黄疸型乙型肝炎强调辨证论治，医生说您属于湿困脾胃型不难理解，因为湿困脾胃型是急性无黄疸型乙型肝炎中最常用的中医证型。

根据急性无黄疸型乙型肝炎发病机制和临床表现的不同，中医通常将其分为湿困脾胃型、湿郁化热型、肝气郁滞型三种基本证型进行辨证治疗，下面逐一介绍其选方和用药，供您参考。

（1）湿困脾胃型：主要表现为头昏身重，神疲倦怠，恶寒发热，身热不扬，或低热、不发热，口黏腻不思饮水，纳差恶心，脘痞腹胀，右胁部不适或隐痛，大便溏薄，小便稍黄，舌质淡红，舌苔白腻，脉滑或濡。其治疗应以清热利湿、理脾和胃为原则，方选三仁汤加减。基本用药有茵陈、滑石各18克，薏苡仁、白术各15克，泽泻、白花蛇舌草、郁金、赤芍、杏仁、建曲各 12 克，厚朴 10 克，半夏、藿香各 9 克，白蔻仁、木通、砂仁、甘草各 6 克，大枣 6 枚，并注意随症加减。其用法为每日 1 剂，水煎取汁，分早、晚 2 次服。

（2）湿郁化热型：主要表现为肢体困倦，心中烦热，胃脘胀满，口苦纳呆，恶心厌油，右胁部疼痛，头痛头昏，失眠多梦，急躁，大便干，小便黄，舌质红，苔黄腻，脉弦滑稍数。其治疗应以清热利湿解毒、疏肝健脾开胃为原则，方选茵陈蒿汤加味。基本用药有茵陈 24 克，丹参、赤芍、白术各 15 克，栀子、龙胆草、茯苓、滑石、柴胡、泽泻各 12，厚朴 10 克，紫草 9 克，白蔻仁、半夏、大黄、砂仁、甘草各 6 克，大枣 6 枚，并注意随症加减。其用法为每日 1 剂，水煎取汁，分早、晚 2 次服。

（3）肝气郁滞型：主要表现为胸胁胀痛，游走不定，口干口苦，纳差腹胀，厌食油腻，肢体困倦，嗳气恶心，头晕烦躁，小便稍黄，舌质红，苔薄黄，脉弦。其治疗应以疏肝理气、健脾除湿为原则，方选逍遥散加减。基本用药有茵陈 20 克，黄芪 18 克，白芍、山楂各 15 克，虎杖、赤芍、茯苓、白术、龙胆草、当归、郁金、柴胡、陈皮各 12 克，川楝子 9 克，甘草 6 克，大枣 6 枚，并注意随症加减。其用法为每日 1 剂，水煎取汁，分早、晚 2 次服。

11 中医通常将慢性乙型肝炎分为几种证型？

咨询： 我患乙型肝炎已多年，近两年一直服用抗病毒药阿德福韦酯治疗，虽然现在的肝功能、HBV-DNA均正常，但还是感觉肝区不适、腹胀，听说中医将慢性乙型肝炎分为若干证型进行辨证治疗，可较好改善症状，请问中医通常将慢性乙型肝炎分为几种证型？

解答： 您问的这个问题有很多乙型肝炎患者都已问过，中医的特色就是整体观念和辨证论治，中医治疗慢性乙型肝炎是根据不同患者的不同病情，也就是不同的分型来辨证治疗的，的确很有效，消除您的肝区不适、腹胀应当不是问题。

慢性乙型肝炎是乙型肝炎中最常见的临床类型，属中医学"胁痛""积聚""黄疸"等的范畴，其发病机制虚实交错，临床表现复杂多样，不过基本特点不外"湿热余邪残未尽，肝郁（瘀）脾肾气血虚"。根据其发病机制和临床特征，通常分为肝胆湿热型、脾气虚弱型、肝肾阴虚型、肝郁脾虚型、肝脾血瘀型、脾肾阳虚型以及疫毒内伏型七种基本证型，其中以疫毒内伏型、肝胆湿热型、肝郁脾虚型和肝脾血瘀型较为常见，下面是其临床表现。

（1）肝胆湿热型：主要表现为肢体困倦，或有低热，胸胁胀满，食少纳呆，恶心厌油，右胁部隐痛不适，口干口苦，手热心烦，性情急躁，身目俱黄或不黄，小便黄赤，大便黏腻臭秽不爽，舌质红，苔黄腻，脉弦滑或数。

（2）脾气虚弱型：主要表现为面黄肌瘦，体倦乏力，动则汗出，胁痛隐隐，少气懒言，纳差腹胀，大便溏薄，甚则水肿、贫血，舌质淡胖，边有齿痕，苔薄白，脉沉细。

（3）肝肾阴虚型：主要表现为右胁部隐痛，劳累尤甚，头晕耳鸣，两目干涩，口燥咽干，神疲乏力，失眠多梦，五心烦热，腰膝酸软，纳差腹胀，男子遗精，女子经少经闭、月经先期，舌质红，苔薄少，脉弦细。

（4）肝郁脾虚型：主要表现为胸胁胀满，精神抑郁，面色萎黄，纳食减少，口淡乏味，脘痞腹胀，午后或食后较甚，右胁部不适或胀痛、窜痛，肢体困倦，大便溏薄，舌质淡红，苔薄白或白腻，脉沉弦或弦滑。

（5）肝脾血瘀型：主要表现为面色晦暗，形体消瘦，身困乏力，右胁部刺痛，痛处固定不移，纳差腹胀，舌质紫暗或有瘀斑，舌苔薄白或薄少，脉沉细涩。

（6）脾肾阳虚型：主要表现为精神疲惫，面色苍白或晦暗，肢倦乏力，畏寒喜暖，胁肋及胃脘部隐痛不适，腰膝酸软，纳差腹胀，或下肢水肿，大便稀溏，或五更泄泻，舌质淡胖，苔薄白或白滑，脉沉细或沉迟。

（7）疫毒内伏型：见于慢性乙型肝炎病毒表面抗原携带者，无明显的自觉症状，舌象和脉象均正常，体格检查无明显的阳性体征，检查肝功能正常，唯 HBsAg 检测阳性或乙型肝炎病毒五项指标检测呈现"大三阳"或"小三阳"。

12 慢性乙型肝炎应如何选方用药？

咨询： 我是慢性乙型肝炎患者，近段时间总感觉右上腹隐痛，两目干涩，神疲乏力，腰膝酸软，但查肝功能正常，找中医咨询说是典型的肝肾阴虚型，可选用滋水清肝饮调理，听说慢性乙型肝炎证型很多，选方用药各不一样，请问慢性乙型肝炎应如何选方用药？

解答： 辨证论治是中医的特色和优势，有是证应用是药，医生说您是肝肾阴虚型，这只是慢性乙型肝炎诸多证型中其中的一个证型，中医通常将慢性乙型肝炎分为肝胆湿热型、脾气虚弱型、肝肾阴虚型、肝郁脾虚型、肝脾血瘀型、脾肾阳虚型以及疫毒内伏型七种基本证型，其选方用药确实是各不一样的，下面给您作一简要介绍，供您参考。

（1）肝胆湿热型：治疗应以清热利湿解毒、疏肝健脾养血为原则，方选龙胆泻肝汤合逍遥散加减。基本用药有茵陈 20克，虎杖、白术、白芍、茯苓各 15 克，当归、赤芍、柴胡、郁金、栀子、泽泻、车前子、陈皮各 12 克，龙胆草、黄芩、紫草各 10 克，三七（冲服）3 克，甘草 6 克，大枣 6 枚，并注意随症加减。其用法为每日 1 剂，水煎取汁，分早、晚 2 次服。

（2）脾气虚弱型：治疗应以益气健脾、养血柔肝为原则，方选归脾汤加减。基本用药有黄芪 20 克，茵陈 18 克，党参、白术、丹参、白芍各 15 克，当归、茯苓、赤芍、郁金、黄精、栀子、丹皮、穿山甲、建曲、山楂各 12 克，三七（冲服）3 克，木香、甘草各 6 克，并注意随症加减。其用法为每日 1 剂，水煎取汁，分早、晚 2 次服。

（3）肝肾阴虚型：治疗应以滋阴补肾、养血柔肝为原则，方选滋水清肝饮加减。基本用药有茵陈 18 克，白芍、何首乌、鳖甲、赤芍、山药各 15 克，茯苓、当归、郁金、丹参、生地黄、女贞子、旱莲草、山楂、虎杖、丹皮、麦冬各 12 克，三七（冲服）3 克，川楝子 9 克，甘草 6 克，并注意随症加减。其用法为每日 1 剂，水煎取汁，分早、晚 2 次服。

（4）肝郁脾虚型：治疗应以疏肝解郁、健脾和中为原则，方选柴胡疏肝散合归脾汤加减。基本用药有茵陈、炒枣仁各 18 克，党参、茯苓、白芍、半枝莲、虎杖各 15 克，郁金、白术、当归、丹皮、建曲各 12 克，川楝子、柴胡各 10 克，川芎 9 克，三七（冲服）3 克，甘草 6 克，大枣 6 枚，并注意随症加减。其用法为每日 1 剂，水煎取汁，分早、晚 2 次服。

（5）肝脾血瘀型：治疗应以疏肝健脾、活血软坚为原则，方选鳖甲煎丸加减。基本用药有黄芪 20 克，茵陈、茯苓、鳖甲、穿山甲、白芍、白术各 15 克，郁金、当归、虎杖、赤芍、茜草、生地黄、山楂、陈皮、川芎、柴胡各 12 克，三七（冲服）3 克，甘草 6 克，大枣 6 枚，并注意随症加减。其用法为每日 1 剂，水煎取汁，分早、晚 2 次服。

（6）脾肾阳虚型：治疗应以补肾健脾、温化湿毒为原则，方选保元汤加减。基本用药有党参、白术、山药、薏苡仁、桑寄生、穿山甲各 15 克，补骨脂、茯苓、泽泻、陈皮、虎杖、土茯苓、建曲各 12 克，大腹皮 10 克，三七（冲服）3 克，肉桂 5 克，干姜、甘草各 6 克，大枣 6 枚，并注意随症加减。其用法为每日 1 剂，水煎取汁，分早、晚 2 次服。

（7）疫毒内伏型：治疗应以健脾益气、清热解毒，活血化瘀为原则，方选四君子汤加味。基本用药有黄芪 20 克，党参、白术、茯苓、丹参、白芍各 15 克，当归、何首乌、虎杖、白花蛇舌草、半枝莲、柴胡、建曲、郁金各 12 克，三七（冲服）3 克，甘草 6 克，大枣 6 枚，并注意随症加减。其用法为每日 1 剂，水煎取汁，分早、晚 2 次服。

13 为什么中西医结合是治疗重型乙型肝炎的最佳选择？

咨询： 我患乙型肝炎已多年，前段时间由于家中翻盖房屋劳累，致使病情突然加重，住院后经多方检查，确诊为重型乙型肝炎，医生说重型乙型肝炎的治疗比较棘手，中西医结合治疗是最佳选择，请问<u>为什么中西医结合是治疗重型乙型肝炎的最佳选择？</u>

解答： 这里首先告诉您，治疗重型乙型肝炎要取得好的临床疗效，确实应采取中西医结合的方法。重型乙型肝炎的临床表现和肝功能紊乱是复杂的，多方面的，目前尚缺乏特效的治疗方法，早期发现，顿挫病势，是治疗重型乙型肝炎的重要一环。中西医在治疗重型乙型肝炎中各有所长，也各有所短，在重型乙型肝炎的治疗中，单纯应用中医或西医的方法治疗都显得力量单薄，发挥中西医各自的优势，采取中西医结合的方法，取长补短，多途径用药，多方法救治，是提高重型乙型肝炎临床疗效的可靠途径，也是治疗重型乙型肝炎的最佳选择。

重型肝炎的主要病理特征是肝细胞大面积坏死，导致机体各种功能衰竭，抗肝细胞坏死、促进肝细胞再生是治疗重型肝炎的首要选择，这方面西医有促肝细胞生长素、肝安注射液等，在预防和控制感染方面西医有各种抗生素，应用支持疗法给机体补充能量和营养、维持水电解质平衡也是西医之优势所在。在发病极期，患者食欲极差，频繁恶心呕吐的情况下，应以静脉滴注用药和肌内注射用药为主，中药汤剂内服为辅，并可结合鼻饲或保留灌肠，以尽快发挥药效，待病情好转稳定后，则应以内服药为主，必要时可结合针灸、按摩以及情志调节、起居调摄等治疗方法，加速残留黄疸的消退，加快体力的恢复，以冀早日康复。

中医有整体调治的优势，有药物治疗、针灸疗法、按摩疗法等众多治疗疾病的方法，有内服药、外用药、灌肠给药、静脉注射和肌内注射等给药途径，在治疗重型乙型肝炎时，应注意多方法配合，多途径给药，以提高中医治疗重型乙型肝炎的疗效。临床常备急症用中成药，如清开灵注射液、醒脑静注射液、安宫牛黄丸、紫雪丹、生脉注射液、双黄连注射液等对重型乙型肝炎有肯定的疗效，可根据辨证结果选择应用。比如对毒热内炽者，可给予茵栀黄注射液、清开灵注射液或双黄连注射液；热毒内陷、神志不清者，可用醒脑静注射液、清开灵注射液静脉滴注，或口服、鼻饲安宫牛黄丸、紫雪丹；对于气阴亏竭、时时欲脱者，可速用生脉注射液或参附注射液静脉滴注，也可用西洋参、人参煎汤鼻饲或频频服用。

在重型乙型肝炎的治疗中，支持治疗占有十分重要的地位。

重型乙型肝炎患者应住在特护病房中，由专门医生和护士进行治疗和护理，防止交叉感染。急性期患者应给予低蛋白、低脂肪、高糖类的流质或半流质饮食，腹水患者忌盐或低盐饮食。有昏迷倾向的患者禁止摄入含蛋白较高的食物，不能进食者应鼻饲，可给予米汤、葡萄糖液、鲜橘子汁、生脉饮等。要保证必要的热能及各种维生素的量，以后根据患者肝功能恢复的情况及患者的消化能力，逐步增加蛋白质、盐及脂肪的摄入量。要注意水、电解质和酸碱平衡，恢复和保持内环境的稳定。

14 淤胆型乙型肝炎应如何选方用药？

咨询： 我是慢性乙型肝炎患者，近段时间黄疸明显加重，同时伴有皮肤瘙痒，以为是病情加重了，可是查肝功能转氨酶并没有明显变化，后来确诊为淤胆型乙型肝炎，听说中医治疗的效果不错，我想了解一些这方面的知识，请问淤胆型乙型肝炎应如何选方用药？

解答： 这里首先告诉您，中医治疗淤胆型乙型肝炎的效果确实不错。淤胆型乙型肝炎属中医学"黄疸"的范畴，在乙型肝炎中并不多见，根据发病机制和临床表现的不同，中医通常将其分为湿热壅滞型及痰湿瘀结型两种证型进行辨证治疗，下面给您简要介绍一下其选方用药。

（1）湿热壅滞型淤胆型：主要表现为身目发黄，色泽鲜明，黄疸较深，经月不退，但自觉症状反而相对较轻，右胁部胀痛或刺痛，胸脘痞闷胀满，口干口苦，纳呆厌油，皮肤瘙痒，身困乏力，小便深黄，大便干结，其色浅或灰白，舌质红，苔黄腻，脉弦滑。其治疗应以清热利湿、化瘀通腑退黄为原则，方选茵陈蒿汤加味。基本用药有茵陈30克，丹参18克，赤芍、白芍、滑石、连翘、虎杖、车前子各15克，大黄、栀子、茯苓、柴胡、郁金、龙胆草、麦芽各12克，紫草10克，三七（冲服）3克，甘草6克，大枣6枚，并注意随症加减。其用法为每日1剂，水煎取汁，分早、晚2次服。

（2）痰湿瘀结型淤胆型：主要表现为形体肥胖，面部虚浮，身目发黄，持续不退，色泽不鲜明，面额黧黑，目眶晦暗，头晕心悸，身困乏力，右胁部隐痛不适，脘腹痞满，恶心纳呆，厌食油腻，口中黏腻，皮肤瘙痒，小便深黄，大便色淡，溏而不爽，舌质紫暗边有齿痕，苔白腻或薄白，脉弦滑。其治疗应以健脾化湿、利胆祛痰、化瘀退黄为原则，方选茵陈五苓散加减。基本用药有茵陈、丹参各18克，茯苓、白术、鳖甲、薏苡仁各15克，赤芍、郁金、紫草、苍术、柴胡、连翘、陈皮、建曲、桃仁各12克，半夏9克，三七（冲服）3克，甘草6克，大枣6枚，并注意随症加减。其用法为每日1剂，水煎取汁，分早、晚2次服。

15 中医通常将乙型肝炎引起的肝硬化分为几种证型?

咨询： 我是乙型肝炎老病号，今天因身困乏力、上腹部胀满到医院就诊，经检查已经发展成肝硬化，听说中医调治效果不错，我又看了中医，中医大夫说中医通常将肝硬化分为几种证型治疗，请问中医通常将乙型肝炎引起的肝硬化分为几种证型?

解答： 这里首先告诉您，中医治疗乙型肝炎引起的肝硬化是根据不同患者的不同病情，也就是不同的分型来辨证治疗的，的确效果不错。

乙型肝炎引起的肝硬化病因病机较为复杂，病情迁延难愈，症状多变，根据发病机制和临床特征，中医通常将其分为肝郁脾虚型、湿热蕴结型、肝脾血瘀型、水湿内阻型、脾肾阳虚型、肝肾阴虚型 6 种基本证型，下面是其临床表现。

（1）肝郁脾虚型：主要表现为胁下胀痛，腹部胀满，嗳气不舒，纳呆食少，食后胀甚，体倦乏力，或有恶心呕吐，大便溏薄，舌质淡，苔白滑，脉弦。

（2）湿热蕴结型：主要表现为肢体困倦或有低热，身目俱黄或不黄，腹大坚满，脘腹撑急，右胁部隐痛不适，胸闷纳呆，口苦烦热，渴不欲饮，小便赤涩，大便秘结或便溏不爽，舌质红或舌边尖红，苔黄腻，脉弦滑。

（3）肝脾血瘀型：主要表现为精神萎靡，面色黧黑，腹大坚满，按之不陷而硬，青筋显露，时有牙龈出血，右胁部刺痛，疼痛固定不移，面色晦暗，颜面、颈部等处可见红点赤缕，手掌鱼际发红，唇色紫褐，肌肤甲错，舌质紫暗，舌苔薄白，脉沉细涩。

（4）水湿内阻型：主要表现为腹部膨胀如鼓，按之坚满，面色萎黄，神疲乏力，胸闷纳呆，恶心呕吐，小便短少，舌质淡红或暗红，苔滑边有齿痕，脉弦细或弦紧。

（5）脾肾阳虚型：主要表现为腹部膨胀如鼓，按之坚满，朝宽暮甚，胃纳不佳，恶心呕吐，小便短少，面色萎黄或㿠白，畏寒肢冷，腰膝酸软，神倦便溏，舌质淡体胖，脉沉细无力。

（6）肝肾阴虚型：主要表现为胁下隐痛，绵绵不休，腹部膨胀如鼓，按之坚满，恶心呕吐，小便短少，面色黧黑，唇干口燥，潮热心烦，形体消瘦，腰膝酸软，鼻衄牙宣，舌质红绛或光剥，脉细数。

16 为什么说抗肝纤维化是中医的优势？

咨询： 我患乙型肝炎已多年，近半年来肝区隐痛不断，同时伴有乏力、腹胀等，经多方检查，诊断为慢性乙型肝炎、早期肝硬化，医生说在应用抗病毒西药治疗的同时还需配合以中药，因为抗肝纤维化是中医的优势，请问为什么说抗肝纤维化是中医的优势？

解答：的确，抗肝纤维化是中医的优势所在。肝脏纤维化是乙型肝炎病理过程中的一部分，是急性肝炎向慢性肝炎、慢性肝炎向肝硬化发展的必然过程。因此采用抗纤维化疗法，阻止肝纤维化形成，对治疗乙型肝炎和防治乙型肝炎向肝硬化发展有重要意义。

肝硬化是在多种致病因素的作用下，肝细胞炎症、变性坏死、再生、假小叶形成和纤维化这一途径反复发作而成的，其抗纤维化疗法的方式有多种。对于慢性乙型肝炎患者，可通过抗肝细胞变性坏死治疗，间接抑制肝纤维化的形成，也可采用适当的药物直接抑制肝纤维化形成；对于重度慢性肝炎患者及已经出现肝硬化的患者，则宜采取促进肝内胶原蛋白降解的方法使纤维组织吸收，或用适宜的药物减轻肝纤维化的程度。秋水仙碱、青霉胺等是西医抗纤维化的主药，虽有一定的抗肝纤维化作用，但由于其疗效不稳定、副作用较大等原因，临床较少使用，相比之下，选用具有活血化瘀、软坚散结作用的中药，其改善微循环、回缩肝脾、抗肝纤维化、防治肝硬化的功效显著，且不良反应少，所以临床中肝纤维化和肝硬化主要用中医药进行治疗，抗肝纤维化是中医的优势所在。

许多具有活血化瘀、软坚散结作用的中药都有抗纤维化、治疗肝硬化的作用，鳖甲软肝片、安络化纤丸、鳖甲煎丸、大黄䗪虫丸等中成药抗肝纤维化的作用肯定，临床中可根据具体病情恰当选用。当然，在乙型肝炎的治疗中，抗纤维化疗法不应是孤立的，应与保肝降酶、抗病毒等治法配合应用，才能取得满意的疗效，同时具有活血化瘀、软坚散结、抗纤维化作用的中成药常兼有保肝降酶的作用。不少慢性乙型肝炎患者误认为只要长期坚持使用抗肝纤维化的药物就可以不得肝硬化了，其实治疗乙型肝炎仅靠抗肝纤维化药物是远远不够的，如果乙型肝炎病毒不消灭、肝脏功能得不到彻底改善，肝组织纤维化是不可能控制的。

17 乙型肝炎引起的肝硬化应如何选方用药？

咨询： 我是乙型肝炎老病号，前几天去医院复查时，发现已发展成肝硬化，现在用的是抗病毒药恩替卡韦，听说中药调治乙型肝炎引起的肝硬化效果不错，想了解一些这方面的知识，配合用一段时间中药，请您给我讲一讲，乙型肝炎引起的肝硬化应如何选方用药？

解答： 辨证论治是中医的特色和优势，有是证应用是药，根据乙型肝炎引起的肝硬化的发病机制和临床特征，中医通常将其分为肝郁脾虚型、湿热蕴结型、肝脾血瘀型、水湿内阻型、脾肾阳虚型、肝肾阴虚型 6 种基本证型进行辨证治疗，不同证型的选方用药是各不一样的，下面给您作一简要介绍，供您参考。必须指出的是，乙型肝炎发展到肝硬化阶段，其治疗更为困难，即使经年服药，也只能阻止或延缓其进一步发展，要想药到病除是不现实的。

（1）肝郁脾虚型：治疗应以疏肝健脾、理气化湿为原则，方选柴胡疏肝散合四君子汤加减。基本用药有柴胡、厚朴、枳壳、制香附、穿山甲各 10 克，白芍、白术、党参、陈皮、鸡内金、山楂、大腹皮各12克，鳖甲15克，川芎9克，甘草6克，大枣6枚，并注意随症加减。其用法为每日1剂，水煎取汁，分早、晚2次服。

（2）湿热蕴结型：治疗应以清热利湿、疏肝健脾、利水消胀为原则，方选龙胆泻肝汤合逍遥散加减。基本用药有茵陈20克，虎杖、白芍、白术、鳖甲各15克，赤芍、郁金、栀子、泽泻、大腹皮、车前子、茯苓、陈皮各12克，柴胡、龙胆草、穿山甲各10克，甘草6克，并注意随症加减。其用法为每日1剂，水煎取汁，分早、晚2次服。

（3）肝脾血瘀型：治疗应以疏肝健脾、活血软坚、行气利水为原则，方选鳖甲煎丸加减。基本用药有黄芪20克，葫芦壳、茵陈、茯苓、益母草、白术、白芍各15克，穿山甲、郁金、大腹皮、当归、虎杖、赤芍各12克，鳖甲、川芎、柴胡各10克，甘草6克，大枣6枚，并注意随症加减。其用法为每日1剂，水煎取汁，分早、晚2次服。

（4）水湿内阻型：治疗应以运脾利湿、理气行水为原则，方选胃苓汤加减。基本用药有党参、葫芦壳、茯苓、泽泻、白术各15克，鳖甲、厚朴、枳壳各10克，赤芍、穿山甲、大腹皮、陈皮、郁金各12克，车前子30克，砂仁、甘草各6克，大枣6枚，并注意随症加减。其用法为每日1剂，水煎取汁，分早、晚2次服。

（5）脾肾阳虚型：治疗应以温肾健脾、化气行水为原则，方选附子理中汤合五苓散加减。基本用药有附子、党参、白术各10克，泽泻、茯苓各15克，车前子30克，大腹皮、陈皮、建曲各12克，干姜5克，三七（冲服）、肉桂各3克，甘草6克，并注意随症加减。其用法为每日1剂，水煎取汁，分早、晚 2 次服。

（6）肝肾阴虚型：治疗应以滋养肝肾、育阴利水为原则，方选一贯煎合猪苓汤加减。基本用药有北沙参、麦冬、阿胶（烊化）、枸杞子各 10 克，牡蛎 30 克，泽泻、猪苓、生地黄、茯苓各 15 克，三七 3 克（冲服），滑石、陈皮、建曲各 12 克，甘草 6 克，并注意随症加减。其用法为每日 1 剂，水煎取汁，分早、晚 2 次服。

18 什么是乙型肝炎后综合征？怎样用中药汤剂调治？

咨询： 我 1 年前查出患有急性乙型肝炎，经治疗肝功能正常，检查"两对半"抗 -HBs 阳性，HBV-DNA 阴性，医生说已经治愈，可我仍然肝区不适、乏力，后来说是乙型肝炎后综合征，可用中药汤剂调治，请问什么是乙型肝炎后综合征？怎样用中药汤剂调治？

解答： 有少数乙型肝炎患者，经治疗肝功能恢复正常，无论是体检还是化验检查或者是做肝组织病理检查，都已找不到任何乙型肝炎继续存在的证据，但遗留的主观症状很多，患者常常诉说食欲不振、厌油、恶心、上腹部不适及腹胀、腹泻、肝区疼痛不适，同时还伴有头晕头痛、出汗多、情绪不稳定、注意力不集中、失眠多梦、工作效率低等，这就是人们常说的乙型肝炎后综合征。

乙型肝炎后综合征的出现与中医所说的肝郁脾虚、肝脾功能失于协调没有恢复正常有关，不过其从西医学考虑主要还在于患乙型肝炎后长期忧郁思虑，考虑问题太多，致使自主神经功能失调所致。要调治乙型肝炎后综合征，首先要做好健康教育工作，对患者进行耐心细致的讲解，使其解除思想顾虑，适当安排工作和休息，定期复查肝功能等，相信自己的病已经治好了，对生活充满信心。

中医认为肝郁脾虚是乙型肝炎后综合征发生的主要病理机制，疏肝解郁、健脾益气是其基本治疗原则，处方用药宜在逍遥散、柴胡疏肝散、归脾汤的基础上组方。临床中可用下方每日1剂，水煎服，并注意随症加减。处方为白术、川芎、茯苓、白芍、当归、山药各12克，柴胡、麦芽、建曲各10克，沙参9克，厚朴、砂仁、木香、黄连各6克，大枣6枚，甘草3克。

19 如何选用单方、验方治疗乙型肝炎？

咨询： 我今年48岁，患乙型肝炎已多年，近两年一直服用抗病毒西药，我知道中医治疗乙型肝炎手段多、不良反应少，听说单方、验方治疗乙型肝炎也有较好的疗效，我想与西药结合起来应用，但不知道如何选用单方、验方，请问如何选用单方、验方治疗乙型肝炎？

解答： 确实像您所说的那样，中医治疗乙型肝炎有众多的手段，并且不良反应较少，单方、验方治疗只是诸多治疗方法中的一种。

单方是指药味不多，取材便利，对某些病证具有独特疗效的方剂。单方治病在民间源远流长，享有盛誉，"单方治大病"之说几乎有口皆碑，深入人心。在长期的实践中，人们总结有众多的行之有效的治疗乙型肝炎的单方。采用单方治疗乙型肝炎，能减轻乙型肝炎患者纳差乏力、目黄尿黄、胁痛脘痞等自觉症状，促使肝功能逐渐恢复正常，深受广大患者的欢迎。

验方是经验效方的简称。千方易得，一效难求，古今多少名医，毕其一生精力，在探求疾病的治疗中，反复尝试，反复验证，创造了一个个效验良方，此即验方。验方是医务界的同道在继承总结前人经验的基础上，融汇新知，不断创新，总结出的行之有效的经验新方。面对乙型肝炎这一临床最常见的传染病，追求满意可靠的疗效既是广大患者的迫切要求，也是临床医生的美好愿望，不断发掘整理名医专家治疗乙型肝炎的经验效方，对于指导临床实践，提高治疗乙型肝炎的临床疗效，无疑有举足轻重的作用。

单方、验方治疗调养乙型肝炎虽有较好的疗效，也只是中医调治乙型肝炎诸多方法中的一种。直至目前还没有一用就能彻底治愈乙型肝炎的药物和方法，乙型肝炎的防治需要采取综合性的措施。用于治疗调养乙型肝炎的单方、验方较多，它们各有其适用范围。由于乙型肝炎患者病情较为复杂，患者个体差异和病情轻重不一，加之部分方剂还含有毒性药物，因此在应用单方、验方时，一定要在有经验医师的指导下进行，做到根据病情辨病辨证选方用方，依单方、验方的功效和适应证仔细分析、灵活运用，并注意随病情的变化及时调整用药，切忌生搬硬套。

在乙型肝炎中，重型肝炎是一种特殊类型，其发病急骤，病情重，变化快，死亡率高，宜采取中西医结合的方法综合治疗，积极救治，单方、验方只是治疗的一个方面。诸方法密切配合，多途径用药，是阻止病情发展，提高临床疗效的关键所在。

20 治疗急性乙型肝炎常用的单方有哪些？

咨询： 我今年 32 岁，半个月前因肝区疼痛不适、腹胀、厌油到医院就诊，经检查肝功能、乙型肝炎"两对半"以及 HBV-DNA 等，诊断为急性乙型肝炎，目前正在住院治疗，听医生说可以配合单方调治，请您给我介绍一下，治疗急性乙型肝炎常用的单方有哪些？

解答： 人们常说"单方治大病"，单方应用得当确实能有效缓解急性乙型肝炎患者的自觉症状。在长期的实践中，人们总结有众多行之有效的治疗急性乙型肝炎的单方，下面选取几则常用者，从处方、用法、主治三方面予以介绍。

（1）茵板合剂

处方：茵陈 20 克，板蓝根 15 克。

用法：每日 1 剂，水煎 2 次，共取药汁 200 毫升，加入白糖 50 克，制成茵板合剂，每次 100 毫升，每日 2 次，分早、晚温服。

主治：急性黄疸性肝炎。

（2）板茵木贼汤

处方：板蓝根、茵陈各 15 克，木贼草 24 克。

用法：每日 1 剂，水煎服。

主治：急性肝炎。

（3）茵陈栀前汤

处方：茵陈、丹参、金钱草各 30 克，栀子、车前子各 10 克。

用法：每日 1 剂，水煎服。

主治：急性黄疸性肝炎。

（4）糯稻茵陈汤

处方：糯稻根、茵陈各 60 克。

用法：每日 1 剂，用清水煎半小时，加入白糖少许，代饮料频频饮用。

主治：急性肝炎。

（5）茵栀姜枣汤

处方：茵陈 15 克，栀子 10 克，大枣 30 克，甘草 6 克，生姜 4 片。

用法：每日 1 剂，水煎后吃枣喝汤。

主治：急性黄疸性肝炎。

（6）茵黄前草汤

处方：茵陈、车前草各 30 克，大黄、蒲公英各 15 克。

用法：每日 1 剂，水煎服。

主治：急性黄疸性肝炎。

（7）舌草治肝方

处方：白花蛇舌草 30 克，郁金、白芍、川芎、薏苡仁、建曲各 15 克。

　　用法：每日 1 剂，水煎服。

　　主治：急性肝炎。

　　（8）平地阴虎汤

　　处方：海金沙根 18 克，平地木 24 克，阴行草、虎杖各 15 克。

　　用法：每日 1 剂，水煎服。

　　主治：急性肝炎。

　　（9）大黄甘草汤

　　处方：生大黄（后下）15~20 克，生甘草 6~9 克。

　　用法：每日 1 剂，水煎，分早、晚 2 次服。

　　主治：急性肝炎。

　　（10）苦胆愈肝汤

　　处方：茵陈 30 克，苦参 20 克，龙胆草、郁金各 10 克，柴胡 8 克。

　　用法：每日 1 剂，水煎服。

　　主治：急性肝炎。

21 治疗慢性乙型肝炎常用的单方有哪些？

咨询： 我患乙型肝炎已十多年，服用抗病毒西药替比夫定也已1年有余，现在检查肝功能正常，HBV-DNA阴性，但总感觉肝区不适、腹胀、乏力，听说有很多治疗慢性乙型肝炎的中药单方，其效果不错，我想试一试。请问治疗慢性乙型肝炎常用的单方有哪些？

解答： 确实有很多治疗慢性乙型肝炎的单方，在改善慢性乙型肝炎患者自觉症状方面有较好的疗效，不过取得好的疗效的前提是选方用药要准确，应在医生的指导下应用。下面介绍几则治疗慢性乙型肝炎的单方，供您参考。

（1）肝脾汤

处方：黄芪50克，郁金、柴胡、茯苓、白术各15克，扁豆10克，板蓝根30克。

用法：每日1剂，水煎服，连服10剂后隔日1剂，半年为1个疗程。

主治：慢性乙型肝炎。

（2）败酱胆草汤

处方：败酱草、茵陈各15克，板蓝根30克，龙胆草9克。

用法：每日1剂，水煎服。

主治：慢性肝炎出现肝郁化热征象者。

（3）紫草利湿汤

处方：紫草、丹参、虎杖各 12 克，黄芪、白芍各 15 克，山楂、薏苡仁各 18 克。

用法：每日 1 剂，水煎服。

主治：慢性肝炎肝脾肿大、出现湿热征象者。

（4）五味愈肝散

处方：五味子、陈皮、板蓝根、炙黄芪各等量。

用法：将上药共研为细末，制成散剂，每次 6~9 克，每日 2 次，早、晚饭后用温开水送服。

主治：慢性肝炎。

（5）山甲连金汤

处方：穿山甲、黄芪各 15 克，连翘 20 克，郁金、石斛、当归、泽兰各 10 克，三七 3 克。

用法：每日 1 剂，水煎服。

主治：慢性肝炎肝脾肿大、肝区痛者。

（6）三草三根汤

处方：白花蛇舌草、白茅根各 15~30 克，夏枯草 12~15 克，板蓝根、山豆根各 10~15 克，甘草 6~12 克。

用法：每日 1 剂，水煎服，2~3 个月为 1 个疗程。

主治：慢性乙型肝炎。

（7）薄冰益肝丸

处方：薄荷水 9 毫升，冰片 9 克，郁金、厚朴、白芍各 60 克，肉桂 45 克，甘草 300 克。

用法：将上药共研为细末，水泛为丸，如绿豆大，每次 3~4.5 克，每日 3 次，温开水送服。

主治：慢性肝炎、肝硬化。

（8）天星钱草汤

处方：金钱草、满天星、车前草各 15 克。

用法：每日 1 剂，水煎服。

主治：慢性肝炎。

（9）阴行红楂汤

处方：阴行草、金钱草各 50 克，山楂 30 克，桃仁 10 克，红花 6 克。

用法：每日 1 剂，水煎服。

主治：慢性肝炎。

（10）泽兰柔肝养肝汤

处方：蒲公英、败酱草、土茯苓各 12 克，白芍、柴胡、蒲黄、泽兰各 9 克，三七 3 克。

用法：每日 1 剂，水煎服。

主治：慢性肝炎。

22 治疗急性乙型肝炎常用的验方有哪些？

咨询： 我因肝区疼痛不适、目黄、身黄到医院就诊，经检查肝功能、"两对半"、HBV–DNA 等，诊断为急性黄疸型乙型肝炎，我不想用西药治疗，怕西药的副作用太多，听说中医有很多治疗急性乙型肝炎的验方，麻烦您告诉我：治疗急性乙型肝炎常用的验方有哪些？

解答： 用于治疗急性乙型肝炎的验方确实有很多，如果恰当应用的话效果也不错。需要注意的是，每个验方都有其适用范围，选用验方一定要由有经验的医师作指导，切不可自作主张、生搬硬套地对号入座，以免引发不良事件。下面给您介绍几则治疗急性乙型肝炎的验方，您可咨询一下当地的医生，看是否可以选用。

（1）退黄汤

药物组成：茵陈、半夏各 30 克，败酱草、丹参各 40 克，黄芪、大黄、黄柏、厚朴、柴胡、白术各 20 克，金钱草、木香各 10 克。

应用方法：每日 1 剂，水煎，取汁约 250 毫升，早、中、晚 3 次分服。配合应用临床常规保护肝脏功能的药物（葡醛内酯、肝胺、肌苷），1 个月为 1 个疗程，疗效结束后复查肝功能、HBsAg、HBeAg、HBV-DNA。

功效主治：清热利湿，降酶退黄。主治急性黄疸性肝炎。

（2）利肝汤

药物组成：满天星、田基黄、板蓝根、栀子根、蒲公英、郁金、茵陈各 30 克，生大黄、车前草各 15 克，柴胡 12 克，赤芍、法半夏各 10 克。热重者加生地黄、黄芩；湿重者加藿香、厚朴；黄疸消退后加生黄芪、当归、茯苓。

应用方法：每日 1 剂，水煎服，7 日为 1 个疗程。同时用常规护肝药如维生素 C、B 族维生素和复方丹参注射液等。

功效主治：清热解毒，祛瘀通络，利湿退黄。主治急性黄疸性肝炎。

（3）复方公英煎

药物组成：蒲公英、丹参各 30 克，白芍、赤芍各 20 克，板蓝根45克，甘草6克。体虚者加党参、黄芪；黄疸者加茵陈；肝脾肿大者增加丹参、赤芍用量；腹泻者加白术、山药。

应用方法：每日1剂，水煎2次，取药液计600毫升，混合后分早、晚2次服，10日为1个疗程。

功效主治：清热解毒，利湿活血退黄。主治急性乙型肝炎。

（4）土鳖大黄饮

药物组成：茵陈30克，丹参、茯苓、金钱草、白茅根、虎杖各20克，土鳖虫、大黄、柴胡各10克，白花蛇舌草、龙胆草各8克，甘草6克。热重于湿者，加田基黄、栀子；湿重于热者，加生薏苡仁、车前草；肝区疼痛甚者，加白芍、延胡索；纳差明显者，加鸡内金、麦芽；腹胀甚者，加枳壳、佛手；恶心厌油甚者，加半夏、藿香；脾虚者，加党参。

应用方法：每日1剂，早、晚各煎服1次。服药后保持大便质软，以每日2~3次为宜。3个月为1个疗程。

功效主治：清热祛湿，解毒利胆，疏肝健脾，活血祛瘀。主治急性乙型肝炎。

（5）茵地三仙汤

药物组成：茵陈30克，紫花地丁、蒲公英、板蓝根、焦山楂、建曲、麦芽各20克，生甘草、泽泻各15克，大枣5枚。大便秘结者加生大黄（后下）10~15克；湿重者加茯苓15克；舌质紫暗或肝脾肿大者加丹参、莪术各15克。

应用方法：每日1剂，水煎，分2次服。

功效主治：清热解毒，健脾益胃，利湿退黄。主治急性肝炎。

（6）解毒保肝汤

药物组成：山豆根、蒲公英、虎杖各20克，茵陈30克，生大黄（后下）、栀子、郁金、姜半夏、五味子各 10 克，赤芍、茯苓、生黄芪、党参各 15 克，生甘草 5 克。热重于湿加黄芩、板蓝根各 15 克；湿重于热加车前子、猪苓各 15 克；湿热并重加生薏苡仁、藿香各 12 克；肝胆瘀热加丹参 30 克，泽兰 15 克；热毒炽盛加黄连 10 克，白茅根 30 克；胁痛较剧加延胡索、香附各 12 克；肝脾大加鳖甲、生牡蛎各 30 克；HBsAg 阳性者加半枝莲、土茯苓各 15 克。

应用方法：每日 1 剂，水煎 2 次，分 3 次口服，4 周为 1 个疗程。同时配合应用葡醛内酯、肌苷、维生素 C 等西药。

功效主治：清热化湿，调理气机，解毒活血，保肝扶正。主治急性病毒性肝炎。

（7）清热退黄汤

药物组成：茵陈 50 克，蒲公英、板蓝根各 30 克，郁金、五味子、茯苓、焦山楂、建曲、麦芽各 20 克，大黄、藿香各 15 克，栀子、白术各 12 克，陈皮、猪苓、滑石、泽泻各 10 克。

应用方法：每日 1 剂，水煎服，10 日为 1 个疗程。同时配合强力宁注射液、葡醛内酯片、联苯双酯滴丸等治疗。

功效主治：清热利湿，行气解郁，醒脾消胀。主治急性黄疸性肝炎。

（8）肝炎清解汤

药物组成：茵陈、虎杖、金钱草各 30 克，生大黄、龙胆草、制香附、郁金各 10 克，车前草 25 克，白芍 20 克。恶心呕吐加半夏、竹茹；胃纳不佳加砂仁、谷芽、麦芽；腹胀加大腹皮；体弱加党参、黄芪；黄疸消退后去龙胆草，加茯苓、白术。

应用方法：每日 1 剂，水煎，共取汁 500 毫升，分早、晚

2次服。个别患者呕吐严重，可结合输液支持疗法，呕吐改善即停。4周为1个疗程。

功效主治：清热解毒利湿，疏肝利胆，活血化瘀。主治急性黄疸性肝炎。

（9）三草愈肝汤

药物组成：人参叶、怀牛膝、大青叶、半枝莲、夏枯草、滑石各10~15克，柴胡、五味子、陈皮各6~10克，野菊花、生山楂各15~30克，白花蛇舌草、虎杖、茵陈各10~30克，鲜白茅根30~60克，甘草3~5克。

应用方法：每日1剂，水煎，分2次服。

功效主治：清热解毒，理脾健运。主治急性乙型肝炎。

（10）清肝利胆消黄汤

药物组成：茵陈、板蓝根、丹参各30克，郁金、五味子、生地黄各20克，炒黄芪、当归、丹皮、鸡内金各12克，甘草8克。热重于湿型加栀子、龙胆草各15克，炙大黄9克；湿重于热型加茯苓、藿香、白蔻各12克；砂石阻滞胆道加金钱草、海金砂、通草各15克。

应用方法：大枣5枚为引，每日1剂，水煎，取汁约250毫升，早、中、晚3次分服，1个月为1个疗程。

功效主治：清热化湿，利胆退黄。主治急性黄疸性肝炎。

23 治疗慢性乙型肝炎常用的验方有哪些？

咨询： 我今年53岁，是慢性乙型肝炎患者，服用抗病毒西药阿德福韦酯已两年有余，现在检查肝功能正常，"两对半"呈"小三阳"，HBV-DNA阴性，但仍时常感到肝区不适、腹胀、乏力，我想用中药验方调理一下，请问治疗慢性乙型肝炎常用的验方有哪些？

解答： 确实有很多治疗慢性乙型肝炎的验方，能有效改善慢性乙型肝炎患者的自觉症状，下面给您介绍几则，供您参考。需要说明的是，每一验方都有其适用范围，选用验方应由有经验的医生作指导。

（1）愈肝汤

药物组成：田基黄、土茯苓、郁金、赤芍各15克，炒柴胡、川芎、炒枳壳各12克，甘草、当归各10克，生大黄6~15克。湿热盛者加龙胆草12克，栀子10克；有黄疸者加虎杖15克，溪黄草25克；血热明显者重用赤芍，加丹皮、生地黄各15克；脾虚加炒白术25克；阴虚加女贞子、旱莲草各15克；气阴两虚者加太子参、麦冬各15克；肝胃不和、恶心呕吐者加代赭石20克，陈皮10克。

应用方法：每日1剂，水煎，分2~3次口服。

功效主治：清热化湿，活血化瘀，滋养肝肾。主治慢性活动性乙型肝炎。

（2）星井散

药物组成：星星草、井荷叶、黄芪、炒白术、山楂、蒲公英、白芍各500克，茵陈、白花蛇舌草、鸡内金各400克，地丁300克，甘草100克。

应用方法：将上药粉碎，过筛备用，上药为1个疗程用药。用法为每日2次，每次取药粉50克，加水350毫升，煮沸15分钟，取药液内服，可服3~8个疗程。

功效主治：益气健脾，清热解毒，滋补肝肾。主治慢性乙型肝炎。

（3）清肝汤

药物组成：叶下珠30克，田基黄、平地木、垂盆草各20克，六月雪、蒲公英、丹参、赤芍、茵陈各15克，郁金、菖蒲、佩兰、柴胡各10克，秦艽12克，生甘草6克。

应用方法：每日1剂，水煎2次，各取汁200毫升混匀，分早、中、晚3次口服，1个月为1个疗程，连续治疗3个疗程。治疗期间观察肝功能、乙型肝炎病毒血清标志变化情况等。

功效主治：清热解毒，祛湿化痰，和络散结。主治慢性乙型肝炎。

（4）芦灵丸

药物组成：芦荟、灵芝、虎杖、垂盆草、葛根、连翘、五味子各30克，白芍、茯苓、丹参各15克，柴胡、鸡内金各10克。

应用方法：将上述药物（除灵芝、虎杖外），用60℃烘干，粉碎成细粉，过100目筛。粗纤维与灵芝、虎杖加清水共煎两次，每次1小时，合并煎液过滤，浓缩至每毫升相当于原药1

克，与上述药粉泛丸如绿豆大，60℃烘干，分装即成。每次5克，每日3次，口服。30日为1个疗程，治疗2~3个疗程评定疗效。

功效主治：扶正解毒，疏肝运脾，活血通络。主治慢性乙型肝炎。

（5）蓝珠健肝汤

药物组成：绞股蓝、党参、虎杖、丹参各15克，叶下珠、黄芪各20克，女贞子、白花蛇舌草、山栀子各12克，大黄10克。

应用方法：每日1剂，水煎服，3个月为1个疗程。

功效主治：益气养血，滋补肝肾，清热利湿，解毒化瘀。主治慢性乙型肝炎。

（6）参虎调肝汤

药物组成：党参、女贞子、鳖甲、板蓝根、马鞭草各15克，白术、蒸首乌、茯苓、苦参、茵陈各12克，丹参、虎杖、垂盆草各20克，柴胡9克，枳壳10克，甘草3克。

应用方法：每日1剂，水煎，分2次服，12周为1个疗程。同时应用拉米夫定，每次100毫克，每日1次，口服。

功效主治：健脾益肾养肝，清热利湿解毒，疏肝养血活血。主治慢性乙型肝炎。

（7）慢肝六味饮

药物组成：太子参18克，黄皮树叶、茯苓各15克，白术12克，甘草5克，萆薢10克，糯稻根须30克。脾虚较甚加黄芪30克；湿浊中阻加薏苡仁15克，白豆蔻6克；肝气郁结加素馨花、郁金各10克；湿郁化热加金钱草、田基黄各25克。

应用方法：每日1剂，水煎2次，混合后分3次口服。服药期间忌饮酒，忌食油腻之食物。同时配合葡醛内酯片（每次200毫克）、肌苷片（每次400毫克），每日3次口服；肝胺、能量合剂各250毫升，每日1次，静脉滴注。以4个月为1个疗程，疗效结束统计疗效。

功效主治：健脾益气，扶土抑木。主治慢性乙型肝炎。

（8）乙肝复元汤

药物组成：生黄芪、紫丹参、六月雪各30克，怀山药、炒白术、枸杞子、平地木各15克，茯苓、酸枣仁、生麦芽、生山楂各20克，泽兰叶、炒楮实子、白花蛇舌草、鸡内金、川楝子各10克。湿偏盛去酸枣仁、楮实子，加白蔻仁、生薏苡仁；热偏盛加生山栀、龙胆草；湿热两盛加生山栀、绵茵陈；肝脾大加制鳖甲、生牡蛎；右胁疼痛加柴胡、炒延胡索；早期肝硬化加京三棱、炮山甲；气虚加党参；血虚加制首乌；阴虚加生地黄、熟地黄；阳虚加淫羊藿。

应用方法：每日1剂，水煎服，谷丙转氨酶高于100单位者同时加用甘利欣注射液或强力宁注射液静脉滴注。以1个月为1个疗程，1个月复查肝功能1次，3个月复查乙型肝炎病毒复制标志物、B超各1次。

功效主治：补肾健脾，清热解毒利湿，扶正祛邪。主治慢性乙型肝炎。

（9）黄贯虎金汤

药物组成：黄芪、山楂、蒲公英各30克，丹参、党参各20克，当归、白术各15克，贯众、柴胡各10克，虎杖25克，生大黄（后下）6~10克，郁金12克，三七末（分冲）3克，蜂房、炙甘草各6克。若恶心、呕吐、纳差者，加旋覆花（布包）12克，砂仁（后下）6克，鸡内金20克；胁肋疼痛明显者，加延胡索 15 克，醋香附 10 克；小便黄、口苦、苔黄腻者，减黄芪、党参用量，加金钱草、茵陈各 30 克；大便秘结者增加生大黄用量，便次增多者，减生大黄用量，另加茯苓 20 克；肝脾大者，加醋鳖甲 30 克；阴损及阳，伴阳虚者，酌加菟丝子、淫羊藿各 10 克。

应用方法：每日 1 剂，水煎服，3 个月为 1 个疗程。服药期间停用其他药物，每月复查 1 次肝功能及乙肝标志物。

功效主治：益气健脾，化湿解毒，理气活血。主治慢性乙型肝炎。

（10）健脾益肾解毒活血汤

药物组成：蒲公英、虎杖、土茯苓、垂盆草各 30 克，黄芪、五味子、淫羊藿、山药各 20 克，党参、茯苓、白术、郁金各 15 克，甘草 10 克。黄疸重者加茵陈 60 克，赤芍、白芍各 40 克；下肢困倦重者加薏苡仁 30 克，牛膝 20 克；胁痛甚者加川楝子 15 克，郁金 25 克；腹胀甚者加大腹皮 20 克，厚朴 15 克，砂仁 10 克；头晕者加钩藤 20 克，菊花 10 克；食欲不振者加鸡内金 12 克，重用山楂为 18 克；ALT 持续不降者加龙胆草 8 克，生甘草 20 克，五味子重用至 30 克；偏肝阴虚者加女贞子 15 克，枸杞子 15 克；肾虚者加山药 30 克，枣皮 12 克；气虚者加太子参 20 克，黄芪加大用量至 40 克；湿明显或有腹水者加泽泻 20 克，益母草 30 克。

应用方法：每日 1 剂，水煎取汁，分 3 次服，3 个月为 1 个疗程，用药 2 个疗程统计疗效。

功效主治：健脾益肾，解毒活血。主治慢性乙型肝炎。

24 治疗淤胆型乙型肝炎常用的验方有哪些？

咨询： 我患乙型肝炎已多年，近段时间不仅黄疸明显加重，同时伴有皮肤瘙痒、腹胀，以为是病情加重了，到医院检查，医生说是淤胆型乙型肝炎，听说中医治疗此病比西医有明显的优势，其中有的验方效果不错，请问治疗淤胆型乙型肝炎常用的验方有哪些？

解答： 中医治疗淤胆型乙型肝炎退黄快、效果好，确实比西医有明显的优势。治疗淤胆型乙型肝炎有很多验方，下面给您介绍几则，仅供参考。

（1）赤丹化瘀汤

药物组成：赤芍 60 克，郁金、茵陈、丹参各 30 克，桃仁、法半夏各 10 克。兼脾虚湿阻者加黄芪、白术、陈皮；大便秘结者加生大黄；胸闷呕恶者加藿香、佩兰、瓜蒌壳；湿热偏盛者加金钱草、黄柏；瘀象明显者加三棱、莪术、穿山甲。

应用方法：每日 1 剂，水煎取汁，分 3 次服；另以黛矾散 3 克，每日 3 次，冲服。2 个月为 1 个疗程。

功效主治：清热利湿，活血化瘀，祛痰退黄。主治淤胆型肝炎。

（2）利胆活血汤

药物组成：茵陈、赤芍、郁金各 30 克，丹参 20 克，生大黄 10 克，三七粉（冲服）1 克。黄疸深重者加田基黄 10 克；肝区痛者加延胡索 10 克；皮肤瘙痒者加地肤子 15 克；大便稀多者改生大黄为熟大黄 6 克。

应用方法：每日 1 剂，水煎，分 2 次服用。同时用门冬氨酸钾镁注射液 30 毫升，加入 10% 葡萄糖注射液 500 毫升中，静脉滴注，隔日 1 次，2 个月为 1 个疗程。

功效主治：清热解毒利胆，利湿活血退黄。主治淤胆型肝炎。

（3）赤芍退黄汤

药物组成：赤芍 15 克，丹参、丹皮、柴胡、郁金、白术、茯苓各 12 克，茵陈 30 克，秦艽、生大黄（后下）各 10 克。湿热重者加黄芩 10 克；呕吐者加姜半夏 12 克；胃脘胀满者加莱菔子 10 克；皮肤瘙痒严重者加浮萍、蝉蜕各 12 克。

应用方法：每日 1 剂，水煎，分早、晚 2 次服。同时配合门冬氨酸钾镁注射液 30 毫升，加入 10% 葡萄糖注射液 500 毫升中，静脉滴注，每日 1 次；鲁米那片，每次 15 毫克，每日 2 次口服。

功效主治：清热利湿，凉血活血，疏肝健脾，利胆退黄。主治淤胆型乙型肝炎。

（4）化痰祛瘀汤

药物组成：陈皮、制半夏、茯苓、制大黄、柴胡、郁金各 10 克，茵陈 30 克，赤芍 60 克，甘草 3 克。湿重者加苍术 10 克，白蔻仁 3 克；热象明显者加黄芩、山栀子各 10 克；寒象偏重者加熟附片 10 克，干姜 3 克；脘腹胀满不适者加枳壳、木香各 10 克；肌肤瘙痒者加地肤子、蝉蜕各 10 克。

应用方法：每日 1 剂，水煎 2 次，分上、下午各服 1 次，

2周为1个疗程，服用4个疗程，每2周复查肝功能1次，观察期间不用激素及其他退黄药。

功效主治：化痰祛瘀，利胆退黄。主治淤胆型肝炎。

（5）茵陈化瘀汤

药物组成：茵陈30~60克，大黄10~15克，丹参、金钱草各30克，赤芍50~90克，炮山甲10克，泽兰、郁金、莪术各15克。皮肤瘙痒加苦参15~30克；舌苔白腻者加砂仁5克；脘腹作胀者加厚朴6克，焦山楂、建曲各15克；属阴黄者加制附片10~20克；胁痛甚、瘀血明显者加桃仁、红花各10克；恶心欲吐加半夏15克。

应用方法：每日1剂，水煎服，1个月为1个疗程。同时给予5%或10%葡萄糖注射液加维生素C注射液、维生素B_6注射液，静脉滴注，每日1次。

功效主治：清利肝胆，活血化瘀。主治淤胆型肝炎。

（6）活血化瘀汤

药物组成：制大黄、郁金、焦山栀子、蒲公英各15克，黄芩12克，垂盆草30克，赤芍、车前草各20克。腹胀重者加枳壳15克；大便秘结者制大黄可增至20克；身痒者加金钱草30克，白鲜皮20克；失眠者加夜交藤15克。

应用方法：每日1剂，水煎，分早、晚2次服。同时可用复方丹参注射液16毫升，加入10%葡萄糖注射液250毫升中，静脉滴注；门冬氨酸钾镁注射液30毫升，加入5%或10%葡萄糖注射液500毫升中，静脉滴注，每日1次。

功效主治：清热利湿解毒，活血化瘀退黄。主治淤胆型肝炎。

（7）淤胆自除方

药物组成：赤芍 40 克，郁金、丹参各 20 克，茵陈、金钱草、蒲公英、生麦芽各 30 克，秦艽 12 克，柴胡、生大黄（后下）各 10 克。湿热重者加栀子、黄芩各 10 克；有呕吐者加姜半夏、竹茹各 10 克；胃脘胀满者加莱菔子 12 克，陈皮 10 克；皮肤瘙痒者加地肤子、浮萍各 12 克；大便稀每日 3 次以上者易生大黄为熟大黄 6 克；气虚乏力明显者去生大黄加白术、茯苓各 12 克；ALT 持续不降者加垂盆草、鸡骨草各 20 克。

应用方法：每日 1 剂，水煎，分 2 次服，4 周为 1 个疗程。同时应用门冬氨酸钾镁注射液 30 毫升，加入 10% 葡萄糖注射液 500 毫升中，静脉滴注，每日 1 次；苯巴比妥每次 30 毫克，每日 3 次口服。

功效主治：凉血活血化瘀，清热利湿解毒，健脾疏肝利胆。主治淤胆型肝炎。

（8）活血解毒汤

药物组成：茵陈、虎杖、生赤芍、生小蓟、凤尾草各 30 克，莪术、郁金、制大黄、玄明粉（冲）各 9 克，桂枝 6 克。

应用方法：每日 1 剂，水煎，分 2 次服，4 周为 1 个疗程，治疗 2 个疗程后观察疗效。部分患者配合西药保肝及支持疗法。

功效主治：清热利湿解毒，活血化瘀退黄。主治淤胆型肝炎。

25 如何正确煎煮中药汤剂?

咨询: 我今年54岁,患有乙型肝炎,近两年一直服用阿德福韦酯,1个月前又查出患有肝硬化,现在体质很虚弱,准备用中药调理一段时间,听说煎煮中药很有讲究,如果煎煮方法不当,即使中药再好也难以取得满意的疗效,请问如何正确煎煮中药汤剂?

解答: 汤药是临床最常采用的中药剂型,正像您听说的那样,煎煮汤药的方法直接影响药物的疗效。为了保证临床用药能获得预期的疗效,煎煮中药汤剂必须采用正确的方法。

(1)煎药器具的选择:煎煮中药最好选择砂锅、砂罐,因其不易与药物成分发生化学反应,并且导热均匀,传热较慢,保暖性能好,可慢慢提高温度,使药内有效成分充分释放到汤液中来。其次也可选用搪瓷制品。煎煮中药忌用铁、铜、铝等金属器具。

(2)煎药用水的选择:煎药用水必须无异味、洁净、澄清,含无机盐及杂质少,以免影响口味、引起中药成分的损失或变化。

(3)煎煮时加水多少:煎药用水量应根据药物的性质、患者的年龄及用途而定。加水量应为饮片吸水量、煎煮过程中蒸发量以及煎煮后所需药液量的总和。一般用水量为将饮片适当加压后,液面淹没过饮片约2厘米为宜。质地坚硬、黏稠,或需要久煎的药物，加水量可比一般药物略多；质地疏松或有效成分容易挥发、煎煮时间较短的药物，则液面淹没药物即可。

（4）煎煮前如何浸泡：中药饮片煎前浸泡，既有利于有效成分的充分溶出，又可缩短煎煮时间。多数药物宜用冷水浸泡，一般药物可浸泡20~30分钟，以果实、种子为主的药可浸泡1小时左右。夏季气温较高时，浸泡的时间不宜过长，以免腐败变质。

（5）煎煮的火候和时间：煎煮中药的火候和时间应根据药物的性质和用途而定。煎一般药宜先武火后文火，即未沸前用大火，沸后用小火保持微沸状态。解表药及其他芳香性药物，一般用武火迅速煮沸，之后改用文火维持10~15分钟即可。有效成分不易煎出的矿物类、骨角类、贝壳类、甲壳类药及补益药，一般宜文火久煎，通常是沸后再煎20~30分钟，以使有效成分充分溶出。第二煎则通常较第一煎缩短5~10分钟。

（6）如何榨渣取汁：汤剂煎成后应榨渣取汁，因为一般药物加水煎煮后都会吸附一定的药液，同时已经溶入药液的有效成分可能被药渣再吸附。如药渣不经压榨取汁就抛弃，会造成有效成分的损失。

（7）煎煮的次数：煎药时药物有效成分首先会溶解进入药材组织的水溶液中，然后再扩散到药材外部的水溶液中，到药材内外溶液的浓度达到平衡时，因渗透压平衡，有效成分就不再溶出了，这时只有将药液滤出，重新加水煎煮，有效成分才能继续溶出。为了充分利用药材，避免浪费，使药物有效成分充分溶出，每剂中药不可煎1次就弃掉，最好是煎两次或三次。

（8）入药方法：一般药物可以同时入煎，但部分药物因其性质、性能及临床用途的不同，所需煎煮的时间不同，所以煎煮中药汤剂还应讲究入药的方法，以保证药物应有的疗效。入药方法有先煎、后下、包煎、另煎、烊化及冲服等。

先煎：凡质地坚硬、在水里溶解度小的药物，如矿物类的磁石、寒水石，贝壳类的牡蛎、石决明等，应先入煎一段时间，再纳入其他药物同煎；川乌、附子等药，因其毒性经久煎可以降低，也应先煎，以确保用药安全。

后下：凡因其有效成分煎煮时容易挥发、扩散或破坏而不耐煎煮者，如发汗药薄荷、荆芥，芳香健胃药白蔻仁、茴香，以及大黄、番泻叶等宜后下，待他药煎煮将成时投入，煎沸几分钟即可。大黄、番泻叶等药有时甚至可以直接用开水冲泡服用。

包煎：凡药材质地过轻，煎煮时易飘浮在药液面上，或呈糊状，不便于煎煮及服用者，如蒲黄、海金沙等，应用布包好入煎。药材较细，又含淀粉、黏液质较多的药，如车前子、葶苈子等，煎煮时容易粘锅、糊化、焦化，也应包煎。有些药材有毛，对咽喉有刺激性，如辛夷、旋覆花等，也要用纱布包裹入煎。

另煎：人参等贵重药物宜另煎，以免煎出的有效成分被其他药渣吸附，造成浪费。

烊化：有些药物，如阿胶、蜂蜜、饴糖等，容易黏附于其他药物的药渣中或锅底，既浪费药物，又容易焦煳，宜另行烊化后再与其他药汁兑服。

冲服：入水即化的药，如竹沥等汁性药物，宜用煎好的其他药液或开水冲服。价格昂贵的药物，不易溶于水及加热易挥发的药物，如牛黄、朱砂、琥珀等，也宜冲服。

通常情况下，医生在开出中药方的同时，会告诉您煎煮中药的方法，您只要照医生说的去做就可以了，在药房取中药煎剂时，中药师也会告诉您一些注意事项，这也是煎煮中药汤剂时应当特别注意的。总之，只要您记住医生的医嘱和中药师交代的注意事项，一般就能正确煎煮中药汤剂。

26 怎样服用中药汤剂才恰当？

咨询： 我患有乙型肝炎，近两年一直服用抗病毒西药，多次复查肝功能都正常，最近不知为什么，总感觉身困乏力、腹胀，昨天到医院就诊，医生让用中药调理，听说不仅煎煮中药的方法要正确，其服用方法也很有讲究，我要问的是：**怎样服用中药汤剂才恰当？**

解答： 煎煮、服用汤药的方法直接影响药物的疗效，为了保证临床用药能获得预期的疗效，不仅煎煮中药的方法要正确，其服用方法确实也很有讲究。

汤药煎成以后，服药的方法是否合适对疗效也有一定影响。服用方法包括服药时间和服药的方法。服药的时间，一般来说，汤药宜饭前服，对胃肠有刺激的药物宜在饭后服，滋腻补益药宜空腹服。另外根据病情，有的可以一天数服，有的也可以煎汤代茶不拘时服。前人认为"病在胸膈以上者，先食而后服药，病在心腹以下者，先服药而后食"，即是说病在上焦，欲使药力停留上焦较久者，宜食后服；病在下焦，欲使药力迅速下达者，宜食前服，可做参考。服药的方法，一般是1剂中药分为2次或 3 次服，病情紧急的则 1 次顿服，同时还有根据需要采用持续服药，以维持疗效的。治疗乙型肝炎的汤药，一般每日 1 剂，分为头煎、二煎，混合后分早、晚 2 次服，如遇特殊情况，也可 1 日连服两剂，以增强效力。

中药汤剂一般多用温服。热证用寒药则宜冷服，寒证用热药宜温服。但有时寒热错杂，相互格拒，可出现服药后呕吐的情况，如系真寒假热，则宜热药冷服；如系真热假寒，则宜寒药热服，此即《素问·五常政大论》中"治寒以热，凉而行之，治热以寒，温则行之"的服药反佐法。其他如服药呕吐者，宜先少许姜汁，或嚼少许陈皮，然后再服汤药，或用冷服、频饮少进的方法。对于使用峻烈或毒性药，宜先进小量，而后根据情况逐渐增加，至有效为止，慎勿过量，以免发生中毒。总之，在治疗过程中，应根据病情的需要和药物的性能来决定不同的服用方法。

27 治疗乙型肝炎为什么要谨慎合理地使用中草药？

咨询： 我今年 44 岁，是乙型肝炎患者，正在服用抗病毒西药治疗，现在肝功能正常，HBV-DNA 阴性，听说中药无毒副作用，我想配合中药调理一段时间，以提高疗效，可医生告诉我使用中草药也应谨慎合理，请问治疗乙型肝炎为何要谨慎合理地使用中草药？

解答： 首先您应当明白，尽管治疗乙型肝炎的药物有很多种，其方法也多种多样，但时至今日还没有一用就能彻底治愈乙型肝炎的药物和方法，无论使用中药还是西药，都应当谨慎合理。

乙型肝炎属难治之病，直至目前抗病毒"根治"的西药还不能彻底清除乙型肝炎病毒，中草药越来越多地被用于治疗乙型肝炎，治疗乙型肝炎的验方以及新的中成药层出不穷。有相当一部分乙型肝炎患者认为中药无毒副作用，应用中药治疗乙型肝炎即使无效也无坏处，今天用这个验方，明天又换那个新药。其实，中草药同样有毒副作用，治疗乙型肝炎也应注意谨慎合理地使用中草药。

（1）中草药也有不同程度的毒副作用："中草药无毒副作用"这种观点是错误的。是药三分毒，有相当一部分中草药有不同程度的毒副作用，尤其长期服用时，其毒副作用更加明显。肝脏是代谢解毒的主要器官，服用中药不当可造成肝脏、肾脏等组织器官的损害，前些年的"关木通致肾衰竭事件""龙胆泻肝丸事件"不都是由中草药的毒副作用引发的吗？比如中药重楼、皂角所含皂苷和酚类，长期服用可引起恶心呕吐、头痛、食欲下降、便溏腹胀等症状，并可引发肝细胞坏死，郁金、姜黄所含樟脑能引发中枢兴奋、烦躁不安、头痛头昏，桃仁可致神经系统严重损害，川楝子所含毒素可抑制呼吸、引发内脏出血等。即使药性比较平和、没有发现其有明显毒副作用的中草药，长期服用也有偏热偏凉、滋腻碍胃等问题，其安全性也大打折扣。因此，使用中草药治疗乙型肝炎必须谨慎选择，合理运用，做到选药恰当，剂量合适，疗程适当。

（2）应用中草药诈骗钱财者时有发生：乙型肝炎属难治之

病，至今中西医均无理想的治疗方法，采用中草药治疗乙型肝炎以其能有效缓解自觉症状，具有简、便、廉的特点而深受广大乙型肝炎患者的欢迎。需要指出的是，有不少利欲熏心者打着用中草药治疗乙型肝炎的幌子，把中草药治疗乙型肝炎当成赚钱、骗钱的重要手段，应用中草药诈骗乙型肝炎患者钱财者时有发生。许多违法广告宣称"一个疗程大三阳全部转阴""一天一服中药，三月包治乙肝""服用中药治乙肝，无效者全部退款""一针转阴王，加上中药汤，轻松告别乙型肝炎"等等，其承诺比比皆是，只要稍有医学常识者都知道以上承诺纯属谎话，这些广告正是利用乙型肝炎患者求医若渴的心理诈骗钱财。广大患者必须保持清醒的头脑，多问几个为什么，谨慎使用中草药，千万不可轻信广告。

（3）中药同样面临药贵而疗效不可靠：中草药曾以简、便、廉著称，享有较高的声誉，问题是现今许多中药贵得令人咋舌，含有冬虫夏草、穿山甲、砂仁等名贵中药材的中药汤剂其价钱更是高得离谱，取一剂中药少者十元、二十元，多者可达三五十元，治疗乙型肝炎不是服用一剂、两剂中药就能达到目的的，一吃就是几十剂、上百剂，其价格自然也就不菲，所以使用中草药同样面临药贵的问题。另外，中草药治疗乙型肝炎也和西药一样存在疗效不可靠的问题，并不像人们想象的那样如何如何好。因此，应用中草药治疗乙型肝炎要三思而行，视患者的情况谨慎合理地使用，盲目使用可能面临着赔了夫人又折兵的结果。

28 治疗乙型肝炎应该怎样谨慎合理地使用中草药？

咨询： 我是基层医生，喜欢用中药调治疾病，我二叔患有乙型肝炎，现在肝功能正常，HBV–DNA 阴性，可还总感觉右上腹胀满不舒服，想用中药给他调理一下。我要问的是：治疗乙型肝炎应该怎样谨慎合理地使用中草药？

解答： 这里首先告诉您，治疗乙型肝炎确实应当谨慎合理地使用中草药。在选用中草药治疗乙型肝炎时，要做到谨慎合理地使用，必须注意选择合适的药物、有明确的应用目的，同时还应做到组方精练、剂量科学、疗程适当。

（1）药物合适：在药物的选择上，不仅要考虑其性味归经、功能主治，还需要结合现代药理研究成果，做到中西合参，综合分析，合理选择。如中药女贞子、败酱草主要成分都含有齐墩果酸，该成分对肝细胞变性、坏死有治疗作用，可明显降低血清谷丙转氨酶，且毒性小，可广泛应用于治疗乙型肝炎，若从中医的角度考虑，女贞子具有滋补肝肾之功效，适合中医辨证属肝肾虚损之患者，用于肝胆湿热之证并不对证，败酱草具有清热解毒的作用，宜用于治疗中医辨证属肝胆湿热毒邪炽盛的患者，若用于肝肾虚损之患者则药证不符。

（2）目的明确：辨证论治是中医的特色和优势，应用中药应以辨证为依据，这是常理，但也应注意结合西医学对乙型肝炎的认识，做到用药的目的明确，是改善症状，还是要降低血清转氨酶，或是降低血清胆红素，或是抗肝纤维化、抗病毒，必须要有明确的目标。经过一段时间的治疗，观察以上目标是否达到，如果没有达到，必须审查用药是否合理，及时调整用药，以期达到理想的疗效。

（3）组方精练：中医治病组方强调配伍，君、臣、佐、使目的明确，用药精练，毫无目的地杂药乱投，一开就是二十几味甚至几十味，这是绝对错误的。药物进入人体后，都要经肝脏代谢解毒，发挥其治疗作用，中药也是一样，在选用中药汤剂治疗乙型肝炎时，组方用药要科学、精练，配伍要合理，每一味药都要有明确的目的，以期达成最佳配方。

（4）剂量科学：中药都有一定的用量范围，超长时间、超大剂量使用，是导致毒副作用发生的主要原因，如长期使用木通容易引起肾衰竭和肝损害，桃仁、杏仁等含有氰苷，超剂量使用其中毒反应可以致命，在治疗乙型肝炎时，必须严格掌握其常用剂量，不能随意加大剂量，也不可不加分析地长期使用，做到用药的剂量科学合理。药典所定的剂量具有法律效力，它是法律和科学的结合，不可轻易突破。

（5）疗程适当：应用中药治疗乙型肝炎要有合适的治疗期限，通常宜按疗程服用，决不能认为服药时间越长越好，服药遥遥无期。使用中药后一定要定期复查，了解疗效情况，如果有效，可继续服用，如果无效则应找出原因，调整处方或改用其他治疗方法。中药也是药，千万不可无休止地使用，临床有不少慢性乙型肝炎患者坚持服用中药汤剂多年，最终还是发展成了肝硬化。

29 如何选择治疗乙型肝炎的中成药？

咨询： 我今年38岁，患乙型肝炎已2年，近段时间一直服用中药汤剂，病情已经明显好转，可天天煎煮中药实在不方便，准备改用中成药，听说用于治疗乙型肝炎的中成药很多，选择使用也有讲究，麻烦请您介绍一下，如何选择治疗乙型肝炎的中成药？

解答： 用于治疗乙型肝炎的中成药的确很多，它们各有不同的使用范围，临床上如何选择使用，直接关系到治疗效果。作为乙型肝炎患者，了解一些这方面的知识是很有必要的。

通常情况下，乙型肝炎患者应根据医生的医嘱选择使用中成药，在选用中成药前，首先要仔细阅读说明书，了解其功效和主治，做到有的放矢。

（1）医生指导：虽然相对西药而言，中成药的毒副作用要低得多，但是由于中成药有其各自的功效、适应证，若药不对证，不仅无治疗作用，反而会加重病情，甚至引发不良反应，因此乙型肝炎患者在选用中成药时，一定要请教一下医生，在医生的指导下选用。

（2）阅读标签：大凡中成药，在其外包装上都有标签，有的还有说明书，不论是标签还是说明书，其上面都能提供该药的功效、适应证、用法用量、注意事项等，仔细阅读中成药上面的标签和说明书，对正确选用中成药大有好处。

（3）辨病选药：即根据乙型肝炎的诊断选药，这些药物都是针对乙型肝炎而研制的，一般无明显的寒热偏性，只要诊断明确即可依病选用。

（4）辨证选药：即根据乙型肝炎患者发病机制和临床表现的不同，通过辨证分型，确立相应的治则，之后根据治疗原则选取中成药。绝大多数中成药是针对不同证型而设的，只有用于适宜的证型才能发挥最好的疗效。要做到辨证选药，既要了解药性，也要清楚中成药的药物组成、功效主治，还要掌握辨证论治的方法。

（5）辨症选药：即根据乙型肝炎患者的主要症状选药。辨症选药主要是为了解除不适症状，待症状缓解或消失后，应相应地改变治疗用药。

（6）综合选药：即综合考虑乙型肝炎患者的病、证、症来选择适宜的中成药。有时患者可表现为多种证型的复杂情况，且症状也较突出，故要选用两种或几种药物进行治疗。随着治疗的进展，证、症均会发生改变，治疗选药也要作相应的调整。

30 怎样保管治疗乙型肝炎的中成药？

咨询：我患乙型肝炎已多年，近两年一直服用抗病毒西药阿德福韦酯，现在肝功能正常，HBV-DNA 阴性，不过仍时常感到肝区不适、腹胀，有时还嗳气，医生建议配合服用中成药逍遥丸，并交代购买的中成药一定要保管好，请问怎样保管治疗乙型肝炎的中成药？

解答： 乙型肝炎是一种难以治愈的慢性病，用药时间较长，患者一般是在家中进行治疗的，且服用中成药者居多，保管好中成药关系到用药的安全有效，所以也应给予重视。要保管好中成药，应注意以下几个方面：

（1）适量贮备中成药：慢性病患者家中多自备有药物，其中以中成药居多，需要注意的是家庭自备中成药不宜太多，太多不仅浪费金钱和药物，还容易变质失效，对于乙型肝炎患者，通常最多保存半个月的用药量，用完再购买。

（2）妥善贮存中成药：中成药应放在适当的地方，避免日光直射、高温及潮湿，以干燥、通风、阴凉处为宜，并防止小儿误拿、误服。已经开启的瓶装中成药应注意按瓶签说明保管（如加盖、防潮等）。贮放中成药一定要有标签，写清药名、规格，切勿仅凭记忆无标签取放。

（3）防止中成药变质：防止中成药变质是正确贮存中成药的关键所在，为了防止中成药变质，瓶装中成药用多少取多少，以免污染。对瓶装液体中成药更应注意，只能倒出，不宜再往回倒，更不宜将瓶口直接往嘴里倒药。

（4）注意检查中成药：服用中成药前应检查药品，注意其有效期、失效期等，不能服用超过有效期或已失效的药物。当然，药品质量的好坏与保管有密切关系，保管不善，药品可能提前变质，所以在用前还须检查药品质量，若有发霉变质应妥善处理，不可再服。对药名、规格有疑问的药，切勿贸然使用，以免发生意外。

31 治疗乙型肝炎常用的注射用中药针剂有哪些？

咨询： 我患有乙型肝炎，目前正在应用中药针剂山豆根注射液，以改善肝功能，降低转氨酶，听医院的医生说有很多用于治疗乙型肝炎的注射用中药针剂，可根据不同病情选择使用，我想了解一下，请问治疗乙型肝炎常用的注射用中药针剂有哪些？

解答： 注射用中药针剂是指将中药经提取和纯化精制而成的，专供注入体内的灭菌制剂。注射用中药针剂的出现，改变了中药传统的给药方式，是近几十年来创制的重要新剂型。注射用中药针剂具有给药快捷、起效迅速、生物利用度高、适用于急救等优点，尤其适用于治疗急重症患者，是一种大有前途的中药新生剂型。治疗乙型肝炎的注射用中药针剂有很多，下面选取临床常用者，从药物组成、功效主治、用法用量、注意事项几方面予以介绍，供您参考。

（1）苦黄注射液

药物组成：苦参、茵陈、大黄、大青叶、柴胡。

功效主治：清热利湿，疏肝退黄。适用于黄疸性肝炎。

用法用量：每次 30 毫升，稀释于 5% 或 10% 葡萄糖注射液 250~500 毫升中，静脉滴注，重型肝炎或淤胆型肝炎苦黄注射液可用至 60 毫升，通常每日 1 次，15 日为 1 个疗程。应用时苦黄注射液剂量应由小到大，第 1 天 10 毫升，第 2 天 20 毫升，第 3 天增至 30~60 毫升。

注意事项：偶见注射局部一过性潮红，个别患者可有轻度消化道症状，滴速过快可产生头昏、心悸症状，严重心肾功能不全者慎用。滴速不可过快，以每分钟 30 滴为宜。

（2）山豆根注射液

药物组成：中药山豆根经提取加工制成的灭菌水溶液。

功效主治：清热解毒，消炎止痛，降低转氨酶，提高机体免疫力。适用于慢性活动性肝炎。

用法用量：每次 2 毫升，每日 1~2 次，肌内注射，2~3 个月为 1 个疗程，或遵医嘱。

注意事项：应用本品可出现眩晕、恶心等中毒反应，对本品过敏者禁用。戒除烟酒，禁食生冷油腻之品。因停药后易出现转氨酶"反跳"，故应适当延长用药时间，并注意逐渐停药。

（3）清开灵注射液

药物组成：牛黄、水牛角、珍珠母、黄芩、金银花、栀子、板蓝根等。

功效主治：清热解毒，化痰通络，醒神开窍。适用于热病神昏，中风偏瘫，神志不清，亦可用于急慢性肝炎、重型肝炎、上呼吸道感染、肺炎以及脑出血等。

用法用量：每次 20~40 毫升，稀释于 10% 葡萄糖注射液 250~500 毫升或生理盐水 250 毫升中，静脉滴注，每日 1 次。

注意事项：对毒热实证、痰热证有效，但不适用于虚寒证、厥脱证。滴注速度不可过快。本品如产生浑浊或沉淀时不可使用，经葡萄糖注射液或生理盐水稀释后出现浑浊者亦不可使用。临床应用中偶有寒战、高热、药疹等过敏反应，需要及时停药并做脱敏处理。极个别有过敏性休克发生，应及时救治。

（4）茵栀黄注射液

药物组成：茵陈提取物、栀子提取物、黄芩提取物、金银花提取物。

功效主治：清热解毒，利湿退黄。适用于急慢性肝炎、重型肝炎呈现肝胆湿热病理机制，出现面目悉黄，胸胁胀痛，恶心呕吐，小便黄赤者。

用法用量：每次 10~20 毫升，用 10% 葡萄糖注射液 250~500 毫升稀释后，静脉滴注，每日 1 次。症状缓解后可改为肌内注射，每次 2 毫升，每日 1~2 次。

注意事项：湿热伤及气阴者不宜用，滴注速度不可过快。较常见的有胃肠道反应（如恶心、呕吐）、过敏性皮疹、心悸、畏寒、药物热等不良反应，并有过敏性休克的报道。

（5）猪苓多糖注射液

药物组成：多孔菌科真菌猪苓提取的猪苓多糖，加氯化钠制成的灭菌水溶液。

功效主治：保肝降酶，促进肝细胞再生，调节机体免疫功能。适用于慢性肝炎及肿瘤病，与抗肿瘤化疗药物合用可增强疗效、减轻毒副作用。

用法用量：每次 2~4 毫升，每日 1 次，肌内注射。

注意事项：应用本品偶有发热、畏寒、关节疼痛以及过敏反应发生。本品不可静脉注射，对本品过敏者忌用。应深部注射以防止局部肌肉疼痛。

（6）复方丹参注射液

药物组成：丹参、降香提取物。

功效主治：活血化瘀，理气止痛，祛瘀生新。适用于冠心病、缺血性脑血管病、慢性肝炎、肝硬化、高脂血症等。

用法用量：每次 8~12 毫升，稀释于 5% 或 10% 葡萄糖注射液 250~500 毫升中，静脉滴注，每日 1 次。

注意事项：滴注速度不可过快，个别患者可出现过敏、皮疹、头晕、心悸、口干、腹胀等。血分有热者禁用，有出血倾向者不宜用。

32 治疗乙型肝炎常用的口服类中成药有哪些？

咨询：我是乙型肝炎患者，前段时间黄疸明显，静脉滴注中成药茵栀黄注射液已治疗两周，现在病情好多了，因为静脉滴注用药需要在医院进行，而服用中药汤剂又太麻烦，我想改用口服中成药治疗，请您给我介绍一下，治疗乙型肝炎常用的口服类中成药有哪些？

解答：的确像您说的那样，静脉滴注用药需要在医院进行，服用中药汤剂又太麻烦，相比之下，口服中成药比较方便，所以深受广大乙型肝炎患者的欢迎。用于治疗乙型肝炎的口服类中成药较多，它们有不同的适用范围，下面选取几个临床较常用者，逐一给您介绍，但您要切记，如果要用的话，一定要在医生的指导下选用，以免引发不良事件。

（1）清肝片

药物组成：板蓝根、茵陈、甘草。

功效主治：清热解毒，疏肝退黄。适用于急、慢性肝炎。

用法用量：每次 4~6 片（每片 0.25 克），每日 3 次，温开水送服。

注意事项：孕妇慎用，寒湿型之阴黄不宜用。

（2）护肝宁片

药物组成：垂盆草、虎杖、丹参、灵芝。

功效主治：清热利湿，益肝化瘀，疏肝止痛，退黄，降低转氨酶。适用于急、慢性肝炎。

用法用量：每次 4~5 片（每片 0.35 克），每日 3 次，温开水送服。

注意事项：阴黄证不宜用，脾胃虚寒证也不宜用。戒除烟酒，禁食肥腻之品。

（3）肝复康丸

药物组成：五味子、太子参、白花蛇舌草。

功效主治：收敛，益气，解毒，降低转氨酶。适用于急、慢性肝炎，早期肝硬化，以及肝功能不良。

用法用量：每次 6~9 克（每 10 粒重 1 克），每日 3 次，温开水送服。

注意事项：本品有碍胃之弊，脾胃虚弱者不宜用。戒除烟酒，禁食生冷油腻之品。

（4）益肝乐颗粒

药物组成：垂盆草、郁金、板蓝根、柴胡、云芝提取物、五味子。

功效主治：清热利湿，疏肝解郁，扶正固本。适用于急性黄疸性肝炎、急性无黄疸性肝炎及慢性迁延性肝炎。

用法用量：每次 1 袋（每袋 10 克），每日 3 次，开水冲服。

注意事项：急性黄疸性肝炎阴黄证、慢性肝炎脾胃虚寒者均不宜用。戒除烟酒，禁食生冷油腻之品。

（5）复肝能胶囊

药物组成：山楂、黄芪、葛根、水牛角浓缩粉、三七、白茅根、蒲黄。

功效主治：清化湿热，益气活血。适用于慢性乙型肝炎。

用法用量：每次6粒（每粒0.35克），每日2~3次，温开水送服，3个月为1个疗程，生化指标复常或基本复常者继续服用半年。

注意事项：戒除烟酒，禁食辛辣油腻之品。

（6）复方益肝丸

药物组成：茵陈、板蓝根、龙胆草、野菊花、蒲公英、山豆根、垂盆草、蝉蜕、苦杏仁、人工牛黄、夏枯草、车前子、土茯苓、胡黄连、牡丹皮、丹参、红花、大黄、香附、青皮、枳壳、槟榔、鸡内金、人参、桂枝、五味子、柴胡、炙甘草。

功效主治：清热利湿，疏肝理脾，化瘀散结。适用于慢性肝炎及急性肝炎胁肋胀痛，口苦口干，黄疸，舌苔黄，脉弦等。

用法用量：每次4克，每日3次，温开水送服。

注意事项：空腹服用偶见胃脘部不适、恶心，勿空腹服用；孕妇禁用。

（7）利肝隆颗粒

药物组成：板蓝根、茵陈、郁金、五味子、甘草、当归、黄芪、刺五加浸膏。

功效主治：疏肝解郁，清热解毒。适用于急慢性肝炎，迁延性肝炎，慢性活动性肝炎。对血清转氨酶、胆红素均有显著的降低作用，对乙型肝炎表面抗原转阴有一定效果。

用法用量：每次 1 袋（每袋 12 克），每日 3 次，开水冲服。

注意事项：虚寒证不宜用，戒除烟酒，禁食生冷油腻之品。

（8）复方树舌片

药物组成：树舌、人参皂苷、乌鸡浸膏、五味子。

功效主治：调和肝脾，软坚散结。适用于慢性肝炎及早期肝硬化。

用法用量：每次 3 片（每片 0.3 克），每日 3 次，温开水送服，60 天为 1 个疗程。

注意事项：本品取效较慢，应缓图以功，不能急于求成。戒除烟酒，禁食生冷油腻之品。

（9）慢肝养阴胶囊

药物组成：北沙参、枸杞子、麦冬、川楝子、五味子、当归、地黄、党参、桂枝、人参。

功效主治：养阴清热，滋补肝肾。适用于慢性肝炎，迁延性肝炎，肝炎后综合征。

用法用量：每次 4 粒（每粒 0.25 克），每日 3 次，温开水送服。

注意事项：本品以滋补为主，邪实为主者不宜用。

（10）草仙乙肝胶囊

药物组成：虎杖、猪苓、白花蛇舌草、山豆根、白芍、丹参、当归、川楝子、鸡内金、黄芪、淫羊藿、甘草等。

功效主治：清热解毒，健脾利湿。适用于慢性乙型肝炎湿邪困脾，肝胆湿热证。

用法用量：每次 6 粒（每粒 0.4 克），每日 3 次，饭后温开水送服，3 个月为 1 个疗程。

注意事项：脾胃虚寒者不宜用。

（11）慢肝舒郁胶囊

药物组成：当归、白芍、三棱、柴胡、白术、甘草、薄荷、丹参、麦芽、香橼、川楝子、延胡索。

功效主治：疏肝解郁，健脾养血。适用于慢性乙型肝炎。辨证要点是肝气郁结，肝脾不和。主症为胸胁胀满疼痛，脘腹痞塞不适，纳差乏力，善太息，大便溏泻。

用法用量：每次 4 粒（每粒 0.25 克），每日 3 次，温开水送服。

注意事项：肝肾阴虚、脾胃虚寒及脾肾阳虚者均不宜用。

（12）乙肝解毒胶囊

药物组成：黄柏、草河车、大黄、苦参、胡黄连、土茯苓、黑矾、贯众。

功效主治：清热解毒，疏肝利胆。适用于乙型肝炎湿热阻滞证。

用法用量：每次 4 粒（每粒 0.25 克），每日 3 次，温开水送服，3 个月为 1 个疗程。

注意事项：脾胃虚寒者不宜服。戒除烟酒，禁食生冷油腻之品。

（13）乙肝扶正胶囊

药物组成：何首乌、当归、虎杖、人参、丹参、贯众、肉桂、明矾、沙苑子、石榴皮、麻黄。

功效主治：补益肝肾，益气活血。适用于慢性乙型肝炎出现肝肾不足证候者，临床表现为肝区隐痛不适，身困乏力，腰膝酸软，心悸气短，自汗头晕，纳差食少，舌质淡，脉细弱。

用法用量：每次 4 粒（每粒 0.35 克），每日 3 次，温开水送服。

注意事项：肝胆湿热、气滞血瘀者忌用。

（14）乙肝益气解郁颗粒

药物组成：柴胡(醋制)、枳壳、白芍、丹参、黄芪、党参、黄连。

功效主治：益气化湿，疏肝解郁。适用于肝郁脾虚型慢性肝炎。

用法用量：每次2袋（每袋10克），每日3次，开水冲服。

注意事项：实热证患者不宜用。戒除烟酒，禁食辛辣油腻之品。

（15）碧云砂乙肝灵颗粒

药物组成：白花蛇舌草、茜草、青黛、土茯苓、丹参、佛手、山楂、灵芝、麦冬、蚕沙。

功效主治：清热解毒利湿，疏肝理气，活血化瘀，扶正固本，益气养阴。适用于急、慢性乙型肝炎，早期肝硬化、肝脾大。

用法用量：每次1袋（每袋15克），每日3次，开水冲服，3个月为1个疗程。

注意事项：部分患者在服药早期 ALT 可轻度升高，但无须停药，随治疗延续逐渐降至正常。

33 常用的具有利胆退黄作用的中成药有哪些?

咨询: 我是慢性乙型肝炎患者,近2个月肝功能明显异常,经输液治疗血清丙氨酸氨基转移酶和天冬氨酸氨基转移酶均已接近正常,但黄疸仍居高不下,医生让配合中药汤剂调治,我嫌太麻烦,想服用中成药,请问常用的具有利胆退黄作用的中成药有哪些?

解答: 具有利胆退黄作用的中成药有很多,这当中既有茵栀黄注射液、苦黄注射液等注射用中药针剂,还有急肝退黄胶囊、利胆片、黄疸茵陈冲剂、苦胆丸、克癀胶囊等口服中成药,由于注射用中药针剂需要在医院应用,这里不再介绍,现将具有利胆退黄作用的口服类中成药给您介绍如下。

(1)利胆片

药物组成:大黄、芒硝、茵陈、白芍、柴胡、黄芩、知母等。

功效主治:清热利胆,理气止痛,退黄。适用于湿热型急、慢性胆囊炎,急、慢性肝炎,对黄疸性肝炎,特别是淤胆型肝炎有协同退黄作用。

用法用量:每次6~10片(每片0.3克),每日3次,温开水送服。

注意事项:偶有腹泻、便溏等不良反应,体虚、便溏者慎用。

（2）苦胆丸

药物组成：苦参、龙胆草、黄柏、大黄、郁金、茵陈等。

功效主治：利胆，退黄，消炎。适用于急、慢性肝炎伴有黄疸者，其退黄效果显著。

用法用量：每次1丸（每丸6克），每日3次，温开水送服。

注意事项：阴黄患者忌用，体虚便溏者不宜用。

（3）克癀胶囊

药物组成：麝香、牛黄、蛇胆汁、三七、郁金、黄连等。

功效主治：清热解毒，利湿退黄，活血化瘀，健脾益气。适用于急、慢性肝炎，其退黄、降酶作用迅速。

用法用量：每次4~6粒（每粒0.35克），每日3次，温开水送服。

注意事项：个别患者用药过程中可出现腹泻，孕妇忌服。

（4）黄疸茵陈冲剂

药物组成：茵陈、黄芩、大黄、甘草等。

功效主治：清热利湿，消炎利胆，退黄。适用于急、慢性肝炎伴有黄疸者。

用法用量：每次2袋（每袋10克），每日2次，开水冲服。

注意事项：非湿热阳黄者忌用。

（5）急肝退黄胶囊

药物组成：茵陈、苍术、车前子、黄芩、大黄、郁金等。

功效主治：清热解毒，利湿退黄。适用于急性黄疸性肝炎，其退黄效果显著。

用法用量：每次4粒（每粒0.35克），每日3次，温开水送服。

注意事项：未见明显不良反应，但非湿热阳黄者忌用。

34 常用的抗肝纤维化的中成药有哪些?

咨询： 我今年48岁，患乙型肝炎已多年，近段时间总感觉肝区不适、腹胀，前天到医院就诊，经检查肝功能、彩超等，提示有早期肝硬化存在，医生建议我在用西药抗病毒治疗的同时配合抗肝纤维化的中成药，请问常用的抗肝纤维化的中成药有哪些?

解答： 中药抗肝纤维化有其明显的优势。采用中药抗肝纤维化，不仅可服用中药汤剂，也可应用中成药，临床常用的抗肝纤维化中成药主要有鳖甲煎丸、安络化纤丸、大黄䗪虫丸、中华肝灵胶囊以及复方鳖甲软肝片等，下面将其药物组成、功效主治、用法用量、注意事项介绍如下，供您参考。

（1）鳖甲煎丸

药物组成：鳖甲胶、阿胶、蜂房、鼠妇虫、土鳖虫、蜣螂、硝石、柴胡、黄芩、半夏、丹参、干姜、厚朴、桂枝、白芍、桃仁、大黄、石韦、射干等。

功效主治：活血化瘀，软坚散结。适用于胁下癥块，根据其抗肝纤维化之功效，现在常用于慢性肝炎及肝硬化的治疗，对肝脾肿大有较好的疗效。

用法用量：每次1丸（每丸3克），每日2~3次，温开水送服。

注意事项：本品无明显不良反应，但属活血化瘀之品，孕妇忌服。

（2）安络化纤丸

药物组成：地黄、三七、水蛭、僵蚕、地龙、白术、郁金、牛黄、瓦楞子、丹皮、大黄、生麦芽、鸡内金、水牛角浓缩粉。

功效主治：健脾养肝，凉血活血，软坚散结。用于慢性乙型肝炎，乙型肝炎后早、中期肝硬化表现为肝脾两虚、瘀热互结症候者，症见胁肋胀痛，脘腹胀满，神疲乏力，口干咽燥，纳食减少，便溏不爽，小便黄等。

用法用量：每次1袋（每袋6克），每日2次，温开水送服，3个月为1个疗程。

注意事项：孕妇禁用，忌酒、辣椒，月经期减量。

（3）大黄䗪虫丸

药物组成：熟大黄、土鳖虫、炒水蛭、虻虫、炒蛴螬、干漆、桃仁、炒苦杏仁、黄芩、地黄、白芍、甘草。

功效主治：活血破瘀，通经消痞。适用于瘀血内停，腹部肿块，肌肤甲错，目眶黯黑，潮热羸瘦，经闭不行。根据其抗肝纤维化之功效，现在常用于慢性肝炎及肝硬化的治疗，对肝脾肿大有较好的疗效。

用法用量：每次1~2丸（每丸3克），每日1~2次，温开水送服。

注意事项：孕妇禁用，皮肤过敏者停服，有出血倾向者慎用。

（4）中华肝灵胶囊

药物组成：醋制柴胡、人参、厚朴、三七、当归、木香、香附、川芎、鳖甲、郁金、青皮、枳实。

功效主治：疏肝健脾，理气止痛，活血化瘀，软坚散结。用于肝郁气滞血瘀，积聚不消，两胁胀痛，食少便溏，舌有瘀斑，脉沉涩无力者。根据其抗肝纤维化之功效，常用于慢性肝炎及肝硬化的治疗。

用法用量：每次 7~8 粒（每粒 0.3 克），每日 3 次，温开水送服。

注意事项：尚未发现明显不良反应。

（5）复方鳖甲软肝片

药物组成：鳖甲、莪术、赤芍、当归、三七、党参、黄芪、紫河车、冬虫夏草、板蓝根、连翘。

功效主治：软坚散结，化瘀解毒，益气养血。适用于慢性乙型肝炎肝纤维化，以及早期肝硬化属瘀血阻络、气血亏虚兼热毒未尽证，症见胁肋隐痛或胁下痞块，面色晦暗，脘腹胀满，纳差便溏，神疲乏力，口干口苦，赤缕红丝等。

用法用量：每次 4 片（每片 0.5 克），每日 3 次，温开水送服，6 个月为 1 个疗程，或遵医嘱。

注意事项：孕妇禁用，偶见轻度消化道反应，一般可自行缓解。

35 乙型肝炎患者能否长期服用护肝片？

咨询： 我患乙型肝炎已多年，近两年一直服抗病毒药阿德福韦酯和中成药护肝片，现在肝功能和 HBV–DNA 都正常，我们单位的几个乙型肝炎患者也都在服护肝片，听说护肝片有保肝护肝作用，可长期服用，我不太相信，请问乙型肝炎患者能否长期服用护肝片？

解答： 您可能知道，中医治病强调辨证论治，应用中成药也是如此，护肝片虽然是保肝护肝的良药，但并不是所有的乙型肝炎患者都适用，更不可不加辨证地长期服用。

护肝片的主要成分是柴胡、茵陈、板蓝根、五味子、猪胆粉、绿豆。方中以茵陈为主药清热利湿，佐以板蓝根、猪胆粉、绿豆清热解毒，五味子酸敛生津、保护肝阴，柴胡疏肝理气解郁，同时五味子、柴胡、茵陈、板蓝根具有保肝护肝、降低转氨酶的作用。诸药配合，具有清热利湿、疏肝理气、降低转氨酶之功效。在乙型肝炎患者中，有相当一部分有肝胆湿热、肝郁脾虚的发病机制存在，并且常有转氨酶升高，其发病机制与护肝片的功效是相符合的，所以护肝片是治疗乙型肝炎最常用的中成药之一，并且其改善自觉症状、降低转氨酶的效果显著。护肝片的用法通常是每次 4 片（每片 0.35 克），每日 3 次，温开水送服。

需要说明的是，并不是所有的乙型肝炎患者都适合服用护肝片，乙型肝炎患者也不能长期服用护肝片。比如，乙型肝炎患者如果出现面黄肌瘦，体倦乏力，动则汗出，胁痛隐隐，少气懒言，纳差腹胀，大便溏薄，甚则水肿、贫血，舌质淡胖，边有齿痕，苔薄白，脉沉细等，说明有脾气虚弱现象存在，此时应当以益气健脾、养血柔肝为主，如果还单独继续服用护肝片，不仅不能护肝，还会使脾胃更伤，致使病情加重。乙型肝炎患者如果出现面色晦暗，形体消瘦，身困乏力，右胁部刺痛，痛处固定不移，纳差腹胀，舌质紫暗或有瘀斑，舌苔薄白或薄少，脉沉细涩，说明肝脾血瘀较为突出，此时的治疗应以疏肝健脾、活血软坚为原则，也不是护肝片的适应证。即使药证相符，长期服用同一种药物，也容易引发新的阴阳平衡失调。因此，护肝片是好药，但并不是所有的乙型肝炎患者都适用，也必须在专业医生的指导下辨证应用，即使辨证准确，也应注意根据用药后的病情变化及时调整治法用药，做到"观其脉证，知犯何逆，随证治之"。

36 鸡骨草胶囊是一种什么药？

咨询：我们单位有几个乙型肝炎老病号，他们都在服用鸡骨草胶囊治疗，效果不错，我今年50岁，患乙型肝炎已多年，近段时间总感觉肝区胀满不适，小便也发黄，检查B超显示伴有胆囊炎，医生说我的情况也可用鸡骨草胶囊，请问鸡骨草胶囊是一种什么药？

解答：的确像您说的那样，鸡骨草胶囊是乙型肝炎和胆囊炎患者最常用的药物之一。鸡骨草胶囊是由广西玉林制药有限责任公司独家生产的，它是一种具有疏肝利胆、清热解毒功效的胶囊剂中成药，对急、慢性肝炎及胆囊炎属肝胆湿热证者，有较好的疗效，您若想服用的话，必须在医生的指导下，明白其注意事项后再用。下面给您介绍一下鸡骨草胶囊的大致情况。

鸡骨草胶囊针对湿热阻滞、肝失疏泄这一发病机制组方，主要成分有鸡骨草、茵陈、栀子、三七、人工牛黄、猪胆汁、白芍、牛至、枸杞子、大枣。方中以鸡骨草之甘凉清热解毒、疏肝散瘀为主药，辅助以茵陈清热利湿、退黄，栀子清三焦实热、泻火除烦、清热利湿、凉血解毒，再配以三七、人工牛黄、猪胆汁、白芍、牛至、枸杞子、大枣，共奏疏肝利胆、清热解毒之功效。适用于治疗急、慢性肝炎及胆囊炎属肝胆湿热证者，其用法通常是每次4粒（每粒0.5克），每日3次，温开水送服。

应当注意的是，孕妇禁用鸡骨草胶囊；服药期间忌烟酒及辛辣食物；不宜在服药期间同时服用滋补性中药；高血压、心脏病、糖尿病、肝病、肾病等慢性病严重者应在医生指导下服用；对本品过敏者禁用；过敏体质者慎用；正在服用其他药品时使用本品前应咨询医生。

37 水飞蓟宾胶囊是一种什么药？

咨询： 我是慢性乙型肝炎患者，之前一出现肝功能异常，医生就让服用西药水飞蓟宾胶囊，近期疗效不错，但是很容易反复，这次我本想服用中成药，可医生开的药还是水飞蓟宾胶囊，医生说水飞蓟宾就是中成药，我想不明白，请问水飞蓟宾胶囊是一种什么药？

解答： 这里首先告诉您，医生说水飞蓟宾胶囊是西药，或者说是中药都是正确的，其实水飞蓟宾胶囊是中西医结合的产物，下面给您简要介绍一下水飞蓟宾胶囊。

水飞蓟宾胶囊的主要成分是从菊科水飞蓟属植物水飞蓟果实中提出分离而得的一种黄酮类化合物，从水飞蓟植物本身来说，它是一种中药，但其化合物黄酮可归属于西药，所以说水飞蓟宾胶囊是中药与现代科学技术相结合的产物，可以说是中药，也可以说是西药。

现代研究表明，水飞蓟宾具有明显的保护和稳定肝细胞膜的作用，对四氯化碳、硫代乙酰胺、鬼笔碱、猪屎豆碱等肝脏毒物引起的各种类别肝损伤均有不同程度的保护和治疗作用，对四氯化碳引起的血清丙氨酸氨基转移酶升高有一定的作用，同时还具有抑制肝纤维化形成、增加蛋白质的生物合成、抑制胆固醇合成以及降血脂等作用。水飞蓟宾胶囊能够稳定肝细胞膜，保护肝细胞的酶系统，清除肝细胞内的活性氧自由基，从而提高肝脏的解毒能力，避免肝细胞在长期接触毒物、服用肝毒性药物以及吸烟、饮酒等情况下受到损伤。可用于急、慢性肝炎以及脂肪肝肝功能异常的恢复。水飞蓟宾胶囊的用法通常是每次 2~4 粒（每粒 35 毫克），每日 3 次，温开水送服，或遵医嘱。

应当注意的是，对本品过敏者禁用，水飞蓟宾胶囊的不良反应主要表现为轻微的胃肠道症状（如恶心、呃逆）和胸闷等。另外，妊娠及哺乳期妇女用药的安全性尚未确定，应尽量避免使用。

38 六味五灵片是一种什么药？

咨询：我患有乙型肝炎，最近总感觉右上腹胀满不舒服，检查肝功能谷丙转氨酶明显升高，医生让我在服用抗病毒西药的同时配合服用六味五灵片，问了周围几个乙型肝炎老病号，也都服用过六味五灵片。请问**六味五灵片是一种什么药？**

解答：您想了解一下六味五灵片是一种什么药，下面给您简单介绍一下，希望对您有所帮助。六味五灵片的处方来源于解放军总医院第五医学中心，是该院三代医学专家经过数十年潜心研究而成的治疗肝损伤、保肝降酶的中成药。

六味五灵片的主要成分为五味子、女贞子、连翘、莪术、苣荬菜、灵芝孢子粉，具有滋肾养肝、活血解毒之功效。适用于治疗慢性乙型肝炎转氨酶升高，中医辨证属肝肾不足，邪毒瘀热互结者。症见胁肋疼痛，腰膝酸软，口干咽燥，倦怠乏力，纳差腹胀，身目发黄或不黄，小便色黄，头晕目眩，两目干涩，手足心热，失眠多梦，舌质暗红或有瘀斑，苔少或无苔，脉弦细。

现代药理研究表明，六味五灵片能促进肝脏供血，提高肝组织氧含量，抑制自由基活化，阻断线粒体内 ATP 的减少，防止线粒体破坏，降低溶酶体膜磷脂分解，抑制肝细胞及周围组织溶解、坏死，抗脂质过氧化，稳定肝细胞，促进损伤的肝细胞恢复。动物实验表明，六味五灵片对四氯化碳、氨基半乳糖所致的肝损伤有保护和治疗作用，对卡介苗加脂多糖诱导的免疫性肝损伤有明显的保护作用，并对乙型肝炎病毒具有一定的抑制作用。

六味五灵片的用法通常是每次 3 片（每片 0.35 克），每日 3 次，温开水送服，连服 3 个月。随后每月递减，再连服 3 个月。减量第 1 个月，1 次 3 片，每日 2 次；减量第 2 个月，1 次 2 片，每日 2 次；减量第 3 个月，1 次 2 片，每日 1 次。应当注意的是，服药期间个别患者出现心电图异常，孕妇禁用，忌烟酒及辛辣刺激性食物。

39 复方鳖甲软肝片是一种什么药？

咨询：我患有乙型肝炎，不仅病毒数量高，肝脾也都肿大，在抗病毒治疗的同时配合有复方鳖甲软肝片。我们单位的李师傅，患有肝硬化，也用有复方鳖甲软肝片，似乎复方鳖甲软肝片不仅治疗乙型肝炎，也能治肝硬化。请问复方鳖甲软肝片是一种什么药？

解答：这里首先告诉您，复方鳖甲软肝片是临床治疗慢性肝炎肝脾肿大、肝纤维化以及肝硬化常用的中成药。

复方鳖甲软肝片的药物组成为鳖甲、莪术、赤芍、当归、三七、党参、黄芪、紫河车、冬虫夏草、板蓝根、连翘，具有软坚散结、化瘀解毒、益气养血之功效。适用于慢性乙型肝炎肝纤维化，以及早期肝硬化属瘀血阻络、气血亏虚兼热毒未尽证，症见胁肋隐痛或胁下痞块，面色晦暗，脘腹胀满，纳差便溏，神疲乏力，口干口苦，赤缕红丝等。

现代药理研究表明，复方鳖甲软肝片对肝纤维化早期有明显阻断作用，并有抑制贮脂细胞增殖，减少胶原蛋白合成，降低胶原蛋白在 Disse 腔过量沉积及溶解和吸收已形成的肝纤维化作用，还可有效地抑制肝纤维化 $\alpha 2$（I）mRNA 的表达，同时还能提高实验小鼠腹腔巨噬细胞吞噬功能。

复方鳖甲软肝片的用法通常是每次 4 片（每片 0.5 克），每日 3 次，温开水送服，6 个月为 1 个疗程，或遵医嘱。应当注意的是服用复方鳖甲软肝片偶见恶心、呕吐等轻度消化道反应，一般可自行缓解，孕妇禁用，服药期间忌烟酒及辛辣食物。

40 可利肝颗粒能治疗慢性乙型肝炎、肝硬化吗？

咨询：我姐夫患有慢性乙型肝炎，用的药是恩替卡韦和可利肝颗粒，我也是乙型肝炎老病号，近段时间总感觉上腹部胀满不舒服，昨天到医院就诊，经检查医生说已发展成肝硬化，所开的药也有可利肝颗粒，我要问的是可利肝颗粒能治疗慢性乙型肝炎、肝硬化吗？

解答：可利肝颗粒是纯中药制剂，其主要成分有穿山甲、五味子、泽兰、白薇、枳实、北豆根，具有理气化瘀、柔肝通络之功效，是临床治疗慢性肝病常用的中成药之一，确实能治疗慢性肝炎、肝硬化。

在可利肝颗粒方中，取穿山甲为主药以活血通络，配伍泽兰、白薇、枳实以活血化瘀、消除胀痛，促进肝脏微循环和肝细胞功能的恢复，使慢性肝炎肿大的肝脏逐渐恢复正常。以五味子为辅药，味酸可柔肝，其所含的五仁醇可保护肝细胞膜，有保肝降酶之功效，还可使增生的纤维组织减少，同时五味子还能促进肝糖原和蛋白质合成，有抗氧化作用，能提高线粒体细胞色素 P450 含量，从而增强对毒物和化学致癌物的解毒功能。另一味辅药是北豆根，其中的氧化苦参碱可降低谷丙转氨酶，减少肝细胞坏死和炎性浸润，对肝损伤具有很强的保护作用。上述药物组合在一起，具有理气化瘀、柔肝通络之功能，能显著减少肝细胞坏死，还可有效减轻肝纤维化，降酶效果也很明显。

大量临床观察表明，可利肝颗粒对肝损伤具有保护作用，能有效降低转氨酶，减轻肝细胞坏死程度和肝细胞脂肪变性程度，同时还能增强免疫功能，抗肝纤维化，可有效治疗慢性肝炎、脂肪肝、肝硬化等。可利肝颗粒单独或与其他药物联用对酒精性脂肪肝有效，在与复方鳖甲软肝片一起使用时，则有加强软坚散结、活血化瘀的作用。可利肝颗粒的用法通常是每次1袋（每袋10克），每日3次，开水冲服。服用可利肝颗粒偶见恶心、呕吐、食欲不振等不良反应，一般可自行缓解，孕妇禁用，服药期间忌烟酒及辛辣食物。

第三章
自我调养乙型肝炎

俗话说，疾病三分治疗，七分调养。这足以说明自我调养在疾病治疗中的重要性。如何选择适合自己的调养手段，是广大乙型肝炎患者十分关心的问题。本章详细解答了乙型肝炎患者自我调养过程中经常遇到的问题，以便在正确治疗的同时，恰当选择调养手段，只有这样做，才能消除乙型肝炎引起的诸多身体不适，保证身体健康。

01 饮食疗法能调治乙型肝炎吗？

咨询： 我今年39岁，两年前单位健康体检时查出患有乙型肝炎，之后每次到医院就诊，医生都交代一定要注意饮食调理，戒除饮酒，避免劳累，保持良好的情绪，并说饮食疗法是乙型肝炎综合治疗的一个重要方面，请问饮食疗法能调治乙型肝炎吗？

解答： 合理的饮食营养对乙型肝炎患者来说十分重要，饮食疗法确实能调治乙型肝炎。饮食疗法又称"食物疗法"，简称"食疗"，它是通过改善饮食习惯，调整饮食结构，采用具有治疗作用的某些食物（疗效食品）或适当配合中药（即药膳），来达到治疗疾病、促进健康、增强体质的目的。我国自古以来就有"药食同源"之说，食疗可以排内邪，安脏腑，清神志，资血气。了解食物的基本营养成分和性味作用，用食平疴，怡情遣病，是自我疗养中最高明的"医道"。饮食疗法有治疗效果而无明显副作用，并且取材方便，经济实用，容易被人们所接受。饮食疗法的种类很多，有主食、小吃、菜肴、羹汤、茶饮等，而且很多中药又可与食物组成药膳食用。

乙型肝炎目前尚无特异的治疗方法，主要强调综合治疗，合理的饮食营养是乙型肝炎患者得以顺利康复的重要方面，可以促进肝细胞的修复，缩短疗程，巩固疗效。不合理的饮食，或摄食过多，反而增加肝脏的负担，妨碍肝功能的恢复，甚至加重病情。所以乙型肝炎患者必须重视饮食的调理，注意选用食疗方进行调治。乙型肝炎患者饮食调养总的要求是饮食有节，得当为宜，失当为忌。

需要说明的是，饮食疗法只是乙型肝炎综合治疗的一个方面，饮食治疗既不同于单纯的食物，又不同于治病的药物，故在应用过程中需要根据病情全面考虑，一般来讲食疗的作用较弱，只能作为一种辅助调养手段，宜在药物治疗、情志调节等其他治疗的基础上进行，单纯应用饮食疗法治疗乙型肝炎是不可取的。

02 乙型肝炎患者饮食疗法的现代观念是什么？

咨询：我今年 73 岁，记得 20 世纪 70 年代我得肝炎时，医生交代让多吃糖，前一段时间我孙子患急性乙型肝炎，我让他多吃糖，可是医生说那是老观点，早已经过时了，我想进一步了解一些这方面的知识，请问乙型肝炎患者饮食疗法的现代观念是什么？

解答：您孙子患急性乙型肝炎，您让他多吃糖，医生说多吃糖是老观点，早已经过时了，虽然并不完全准确，但也有一定道理。的确，乙型肝炎患者饮食疗法的现代观念与 20 世纪 70 年代已有所不同。

对乙型肝炎患者来说，除精神、药物和动静结合的体疗外，最基本的需要则是饮食疗法。饮食调理对乙型肝炎患者至关重要，由于乙型肝炎患者特别是肝功能不正常者，消化功能减退，进食减少，所以饮食要以富有营养、易于消化为原则。在20世纪50年代以前，肝病饮食疗法以保护受损的肝脏为目的，主张高糖、低蛋白、低脂肪饮食。20世纪50年代以后相当长的一段时间里，肝病的饮食疗法基本上是按美国巴蒂克博士的"三高一低"，即高蛋白、高糖、高维生素和低脂肪设计的，利用这种方法，对减少肝硬化并发腹水、促进肝细胞修复、延长生存期均有一定效果，但肝病后发胖，引起脂肪肝的患者不在少数。当今修正的观念是，给患者过多的糖类和蛋白质，还不如给他们每天提供多样化的饮食类别、计量指南和均衡良好的饮食，尽量减少不必要的额外食品，而且要使饮食内容和烹调方法尽可能适应个体需要。让乙型肝炎患者了解基本营养知识，最重要的是保持旺盛的食欲，科学地把饮食热能控制在7531~9204千焦（1800~2200千卡），根据自己的食量，把家常食品和我国丰富多彩的药膳进行搭配食用，每餐吃到八分饱为宜。

03 乙型肝炎患者对各种营养素有何不同的需求？

咨询：我3周前查出患有乙型肝炎，目前正在服用阿德福韦酯进行抗病毒治疗，我知道饮食调养在乙型肝炎治疗康复中的重要性，也很想注意饮食调养，但就是不知如何是好，听说要有均衡合理的饮食营养，请问<u>乙型肝炎患者对各种营养素有何不同的需求？</u>

解答： 的确，供给乙型肝炎患者均衡合理的饮食营养是十分重要的。为了保证乙型肝炎患者顺利康复，应当注意其对各种营养素的需求，做到供给的热能适当，蛋白质、脂肪和糖类等的比例合理，水分、电解质、维生素等物质的补充恰当。过去主张高热能饮食治疗乙型肝炎，但实践证明高热能膳食增加肝脏和胃的负担，加重消化功能障碍，反而不利于肝功能的恢复，且易引起肥胖症、脂肪肝。热能过少不利于肝细胞的再生，影响免疫功能和其他脏器的功能，也不利于乙型肝炎的康复。对乙型肝炎患者来说，饮食热能应适当，宜根据患者的体重结合病情及活动量计算其热能需要。

蛋白质是构成身体组织最重要的营养素，当然也是修复损坏的肝细胞所必需的原料。乙型肝炎患者蛋白质代谢失调，分解大于合成，机体呈负氮平衡，而肝细胞再生、血浆蛋白合成以及免疫蛋白、抗体和酶的更新与合成均需要充足的蛋白质，因此肝炎患者应保证充足的优质蛋白质食物，才能满足机体的需要。健康人为维持轻微的劳动，每天所需蛋白质约70克，乙型肝炎患者为利于肝细胞的修复和再生，则每天需要90~100克蛋白质，其应占总热能的16%~18%。给乙型肝炎患者补充蛋白质，要注意选择含必需氨基酸多、种类齐全的优质蛋白质，如牛奶、鸡蛋、瘦肉、家禽、鱼、豆制品等。动植物蛋白质要各半搭配，并分配到三餐之中，以利于蛋白质的消化、吸收和利用。当然，乙型肝炎患者并不是食用蛋白质越多越好，要做到合理、适量。若患者的消化吸收功能不好，摄入过多的蛋白质反而易引起消化不良和腹胀，同时过多的蛋白质也会增加肝脏的负担，对肝炎的康复不利，也是增加肥胖、形成脂肪肝的诱因之一。

脂肪的供给量不宜过多，但也不必过低。脂肪不仅提供人体所需的热能，而且提供必需脂肪酸，促进脂溶性维生素的吸收，是人体不可缺少的营养素之一。患肝炎后患者食欲不振，即使不限制，脂肪的摄入量也不会过多。脂肪有美味菜肴、增进食欲的作用，不必过多限制，一般每日50~80克，占总热能的20%~30%。日常生活中，以选用含不饱和脂肪酸较多的植物油为宜，豆油、花生油、玉米油、橄榄油等，都是较好的烹调油。

04 如何选择适宜乙型肝炎患者的烹调方法？

咨询：我是乙型肝炎患者，我知道合理的饮食营养是乙型肝炎得以顺利康复的重要方面，平时也很注重饮食调养，但就是不得其要领，听说不同的烹调方法对饮食营养也大有影响，请问如何选择适宜乙型肝炎患者的烹调方法？

解答：烹调方法对饮食营养确实也大有影响。为了保护营养成分，提高乙型肝炎患者对营养的利用率，在进行饮食调养时应注意选择适宜的烹调方法。比如肉类食品的烹调一般有红烧、清炖和快炒3种方法，但从保存食品维生素着眼，清炖猪瘦肉将破坏维生素 B_1 60%~65%，用急火蒸时维生素 B_1 损失约45%，而炒肉时仅损失13%，因此，做荤菜时应尽量采用急火快炒的方法。因维生素 C 遇热后即被破坏，而且易溶于水，所以蔬菜要先洗后切，切后尽快下锅，不要用过热的水浸泡，更不要切后再洗，同时菜不要炒得过久，要用急火快炒。

在做主食时，淘米搓洗可使大米中的 B 族维生素损失四分之一，米饭先煮后蒸可使 B 族维生素损失 50% 左右，所以不应该做捞饭，乙型肝炎患者宜吃焖饭或钵蒸饭。煮稀饭加碱几乎可使 B 族维生素全部破坏，应注意避免。有人认为，肝病患者可用鲜酵母发面，用 75% 玉米面加 25% 黄豆面蒸窝窝头，可减少维生素 B_1、维生素 B_2 的损失。

总之，饮食烹调的一般要求，也适用于乙型肝炎患者。通常认为，烹调时色、味宜鲜美，多选素油，少放盐，主食多蒸、煮，副食少煎炸，是乙型肝炎患者饮食合理烹调的基本要求。由于地区、风俗、季节及患者具体情况的不同，烹调不能要求千篇一律，只要有利于食品营养素的保存和吸收就行。

05 乙型肝炎患者需要忌口吗？

咨询： 我今年 36 岁，患乙型肝炎已 4 年，我们这里有患病"忌口"的说法，自从得了乙型肝炎后，凡是所谓辛辣的"发物"类食物我是一概不敢吃，害怕使病情加重，现在很想吃一些解解馋，可是又有些顾虑，请问乙型肝炎患者需要忌口吗？

解答： 这里首先告诉您，适当注意忌口是必要的，但也不能盲目"生搬硬套"，否则将适得其反，还会影响疾病的治疗康复。

我国民间有关肝病的"忌口"说法广为流传，在临床中也经常可碰到因饮食不当致使肝病复发或加重的例子，如有的肝炎患者因进食了某些食物或补品后血清转氨酶反而明显升高了，或迟迟不能恢复正常；有的肝病患者本来病情已稳定了，但因进食一些虾、蟹等海产品后，又再次出现肝病复发；有的肝硬化患者因吃了鱼肉等高蛋白食物，结果发生了肝昏迷等。因忌口不当而引起的乙型肝炎复发或加重的事例并不少见。对于中医古代文献中记载的肝病应"忌口"的食物和民间传统的肝病忌食的"发物"，只能作为参考，适当忌口是必要的，但也不能盲目"生搬硬套"，我们应该依据现代科学的观点，来对待肝病的"发物"和忌口问题。

对乙型肝炎患者来说，应忌食易引起乙型肝炎患者过敏反应的食物，比如大多数人喜食味美、肉嫩、营养价值极高的海虾、海蟹等海鲜食品，但少数有过敏体质的人每当进食了这些海鲜后，会出现不同程度的变态反应，导致肝脏受损；忌食易于引起乙型肝炎病情加重的食物，如急性肝炎患者不宜摄入过多油腻食物，肝硬化晚期和重型肝炎患者不可大量进食高蛋白食物，急慢性乙型肝炎患者也不宜大量进补等；对于易于引起肝脏损害的食物如发霉的花生、玉米，易于降低某些药物功效的食物等，也应注意忌食、慎食。

06 乙型肝炎患者应当怎样合理用茶？

咨询： 我平时比较喜欢喝茶，自从前段时间查出患有乙型肝炎后，担心喝茶不当会对病情造成不良影响，喝茶的次数和量都少了，听说合理饮茶对乙型肝炎患者的病情是有好处的，请问乙型肝炎患者应当怎样合理用茶？

解答： 您比较喜欢饮茶，这是个好习惯，但饮茶并不是多多益善，应做到适时、适量，对乙型肝炎患者来说，合理饮茶确实是有好处的。

《本草纲目》中提及"茶饮之使人益思、少卧、轻身、明目"，"利小便，去痰热"。我国茶文化源远流长，历代医药学家都很重视茶叶的保健价值和对茶剂的研究，合理的用茶不仅能提神益智，对多种疾病还有辅助治疗作用。现代研究表明，绿茶有活血化瘀作用，能抗凝、防止血小板黏附聚集、减轻白细胞减少等，对慢性乙型肝炎出现五心烦热、口干口苦、牙龈红肿出血等血热血瘀征象者，有辅助治疗作用。乙型肝炎热重或湿热并重以热为主者，可用茶除烦止渴、解腻清神；口渴思饮者，早晨泡1杯茶，陆续加水饮用，晨起茶水浓度较高，使人精神清爽，下午渐成白水，避免晚上失眠、多尿等。在医生的指导下，根据乙型肝炎患者的病情需要，选用不同的药茶配方，恰当进行饮用，具有各不相同的功效，可用于调理不同类型的乙型肝炎患者。

当然，饮茶应注意适时、适量，一般饭前 1 小时应暂停饮茶，以免冲淡胃酸，影响对正餐的消化吸收；空腹时宜少饮且不要太浓，1 天茶水总量不宜超过 1000~1500 毫升。若饮茶不注意节制，不但对身体无益，反而会出现纳呆、腹胀等诸多不适。

07 乙型肝炎患者怎样恰当食醋?

咨询：我半个月前查出患有乙型肝炎，目前正在服药治疗，我平时比较喜欢食醋，我们这里也有用米醋治疗肝炎的说法，我想多吃点食醋，希望对乙型肝炎的治疗和康复有所帮助，但是又不知道怎样恰当食醋，请问乙型肝炎患者怎样恰当食醋?

解答：醋是我们日常生活中最常用的调味品之一，同时对多种疾病具有保健价值，恰当食醋对乙型肝炎患者的治疗和康复是有一定帮助的。

中医认为酸能入肝，民间也有用米醋治疗肝炎的说法，同时酸性食物还可增加食欲。因此，对乙型肝炎患者来说，食醋具有一定的保健功效，多食有害，少量食用，当作载体，不无好处。人们在实践中发现，在乙型肝炎急性期，患者食欲不振，要求食点醋调味；中药五味子、乌梅、山楂等都有明显的酸味，对多数乙型肝炎患者有降低血清转氨酶的效果。但是，一旦食用过量，如乙型肝炎患者每天食醋 100 毫升，其治疗过程将相应延长，食用超过一定限度，不利于肝细胞的再生和修复。乙型肝炎患者经常吃点鱼或牛、羊肉，补充蛋白质，有利于肝功能的好转，肝脏的修复。吃鱼时加醋可以除腥，牛肉中加些醋较易煮烂。不少荤素食物，稍加食醋可增加食品的色、香、味。排骨炖汤时，加点醋可使骨头中的钙、磷等物质容易析出，有利于机体吸收。醋有解毒散瘀之功，肝病患者食用适度，方法得当，可辅助改善药性，引药入肝，防治多种并发症。所以，适量食醋对乙型肝炎患者是有益的。

需要说明的是，食醋通常是作为调味品与其他食物搭配服食的，单独大量饮用食醋是不可取的，为了身体健康，请注意恰当食醋。

08 乙型肝炎患者为什么要戒酒？

咨询： 我今年46岁，平时喜欢饮酒，今年年初检查发现患有乙型肝炎，医生告诉我一定要戒除饮酒，现在我由于工作的原因不得不经常与客户喝酒，每次喝酒时我都很矛盾，担心会使病情加重，请问乙型肝炎患者为什么要戒酒？

解答： 这里首先告诉您，饮酒对乙型肝炎患者来说，有百害而无一利，奉劝您一定要戒酒。

酒对肝脏来说，是一种毒品，酒可造成肝脏的损害，或加重损害，注意戒酒是乙型肝炎患者自我调养的重要一环。饮酒后酒在胃肠道内很快被吸收，约90%以上的乙醇成分在肝脏内代谢，肝细胞的胞质乙醇脱氢酶催化乙醇而生成乙醛。乙醇和乙醛都有直接刺激、损害肝细胞的毒性作用，可使肝细胞发生变性、坏死。乙型肝炎患者肝细胞已受损伤，肝功能不正常，特别是乙醇代谢所需的各种酶活性减低，分泌减少，解毒功能明显降低，即使少量饮酒，也会加重肝脏的负担，影响肝功能的恢复，甚至导致肝坏死。长期过量饮酒，还会使饭量减少，以致缺乏蛋白质、维生素等重要营养素。由于长期营养不良，身体抵抗力下降，影响疾病的康复。

有学者认为，乙型肝炎表面抗原携带者出现肝功能损害时，不能过高地估计乙型肝炎病毒的作用，而应当考虑到乙醇甚至是少量乙醇的作用。也有报道，急性乙型肝炎患者由于大量饮酒，可突发肝衰竭；慢性乙型肝炎患者多次大量饮酒可引起慢性乙型肝炎急性发作，引发黄疸；有相当一部分乙型肝炎病毒携带者平常肝功能稳定，生活、工作正常，往往由于一次喝酒开始出现肝炎的症状，肝功能异常，呈现现症肝炎。乙型肝炎表面抗原携带者如果长时间饮酒易致肝硬化，还可诱发肝癌，缩短寿命。中医认为，乙型肝炎形成的基本原因是湿热疫毒为患，而酒能助湿生热，伤脾胃，对乙型肝炎患者有百害而无一利。所以，对乙型肝炎患者来说，戒酒是自我疗养的最基本的要求。

09 乙型肝炎患者吃糖越多越好吗？

咨询： 我近段时间总觉得肝区不适、腹胀，乏力，精神也差了，前天到医院检查，确诊为乙型肝炎，医生叮嘱我要按时用药，注意饮食调理，我们这里有乙型肝炎应多吃糖的说法，我不知道有没有道理，麻烦您告诉我乙型肝炎患者吃糖越多越好吗？

解答： 您的这个问题带有普遍性，在临床中，我们碰到有的患者听说乙型肝炎的饮食离不开高糖，肝炎的治疗常要滴注葡萄糖，因此认为大量吃糖对乙型肝炎的治疗有利；也有的患者怕发胖，不愿吃含糖食品，其实这两种观点都是错误的。

糖是热能的主要来源，易于消化，又不增加肝脏的负担，其代谢产物对肝脏无害，适量的糖类不仅能给机体提供热能，促进肝糖原合成，维持肝微线粒体酶的活性，增加肝细胞的解毒能力，而且能抑制蛋白质的分解，促进氨基酸合成，有利于肝细胞再生。每天补充适量葡萄糖对乙型肝炎患者来讲是迫切需要的，当然吃糖过多对乙型肝炎患者不仅无益，反而有害。因为糖只能满足身体热能的需要，却不能代替蛋白质、维生素之类的营养物质。过多的葡萄糖在体内贮藏，可转变为磷酸丙糖，而磷酸丙糖可在肝内合成低密度脂类物质，使血中三酰甘油增高，进而血流减慢、血液黏稠度增高，引起心脑血管病变。同时由于肝病时糖代谢紊乱，过多的补糖使血脂增高，体内脂肪类物质增多，肝脏可形成不同程度的脂肪变性，出现脂肪肝，使原有肝炎加重，迁延不愈，所以乙型肝炎患者应强调适量用糖。一般糖类应占热能的60%，并选用粮谷（米、面）为主食及蔬菜、水果等食物，确因进食少，除可吃少量葡萄糖、蜂蜜外，一般不食用甜食和单糖，以免影响食欲，造成肠胀气。

10 乙型肝炎患者能吃大蒜吗？

咨询：我今年38岁，平时喜欢吃大蒜，自从半年前查出患有乙型肝炎后，已经很少再吃，生怕吃大蒜对我的病情造成不良影响，前天偶然听说大蒜具有较好的解毒功效，乙型肝炎患者可经常食用。请问乙型肝炎患者能吃大蒜吗？

解答：这里首先告诉您，大蒜作为调味品，乙型肝炎患者偶然少吃一点是可以的，但若经常食用甚至是大量食用，则对乙型肝炎的治疗和康复是不利的。

大蒜作为一种日常生活中常用的调味食品，为不少人所推崇。人们认为大蒜能抗病毒、抗细菌，吃大蒜能预防肝炎，甚至有人在患乙型肝炎后仍然每天大量吃食大蒜，这种做法其实对乙型肝炎的治疗和康复是十分不利的。中医认为大蒜味辛温，有温中暖胃、理气行滞、解毒杀虫之功效，而乙型肝炎患者多数为湿热疫毒浊邪阻滞中焦肝胆脾胃为患，食用大蒜不仅容易助湿生热，还不利于疫毒浊邪的祛除消散，所以乙型肝炎患者长期或大量食用大蒜是不恰当的。当然，并不是说乙型肝炎患者绝对不能食用大蒜，作为调味品偶尔少量食用，可增进食欲，促进消化，这对病体的康复也是有益的。从西医学角度来看，大蒜含有挥发性的大蒜辣素，对于多种细菌、原虫都有抑制作用，但迄今为止尚未发现大蒜有抗乙型肝炎病毒和治疗病毒性肝炎的作用，相反大蒜的某些成分对胃肠道还有刺激作用，容易加重乙型肝炎患者厌食、厌油、恶心等诸多症状，另外，大蒜中的挥发性成分可使血中红细胞和血红蛋白下降，引起贫血及胃肠道缺血和消化酶的分泌下降，而这些均对乙型肝炎的治疗康复不利。

由上可以看出，对乙型肝炎患者来说，大蒜只能作为调味品偶尔少量食用，经常食用甚至大量食用大蒜是不合适的，尤其是乙型肝炎合并有慢性胃炎、消化性溃疡的患者，最好不要吃食大蒜。

11 西瓜是乙型肝炎患者的佳果良药吗？

咨询： 我今年42岁，1个月前查出患有乙型肝炎，听说西瓜是乙型肝炎患者的佳果良药，时逢盛夏，这些天我没少吃西瓜，自从多吃西瓜以后，小便是明显变清了，可又觉得胃肠不太好了，时不时想拉肚子，我有点不放心，请问西瓜是乙型肝炎患者的佳果良药吗？

解答： 西瓜确实是乙型肝炎患者不可多得的佳果良药，但也并不是说所有的乙型肝炎患者都适合多吃。西瓜又名水瓜、寒瓜，是葫芦科植物西瓜的果实，因来自西方而得名。西瓜味甘，性凉，具有清热解暑、除烦止渴、祛湿热、利小便等功效，中医称之为"天生白虎汤"，不仅是夏季的消暑佳品，对暑热烦渴、热盛伤津、小便不利、口疮、湿热黄疸等也有一定治疗保健作用，乃乙型肝炎患者不可多得的佳果良药。

西瓜含有蛋白质、糖类、维生素、微量元素等营养成分，除不含脂肪外，它的汁液几乎包括了人体所需的各种营养成分。西瓜所含的糖类有葡萄糖、果糖、蔗糖；所含的氨基酸类有谷氨酸、精氨酸、蛋氨酸、瓜氨酸、苯丙氨酸等；所含的维生素类有维生素A、维生素C、B族维生素等。乙型肝炎患者，不论是急、慢性肝炎，重型肝炎，还是肝炎后肝硬化，只要有热毒、湿热及津伤之情况，均宜食用西瓜，对伴有黄疸的患者，食之还有退黄效果。乙型肝炎患者在盛夏季节常吃西瓜，不仅可祛暑开胃、滋补强身，而且有助于改善纳差乏力、心烦口渴、口苦尿黄等症状。

应当注意的是，西瓜虽是乙型肝炎患者不可多得的佳果良药，也并不是所有的乙型肝炎患者都适宜。由于其性寒凉，既伤阳助寒，又含水分过多，多食会降低消化功能，所以乙型肝炎患者出现脾肾阳虚症状者不宜用，胃肠功能不佳者不宜多食，食用西瓜切记要适量，切不可无节制地食用，以免适得其反。

12 慢性乙型肝炎患者的饮食调养原则是什么？

咨询： 我患有慢性乙型肝炎，正在服用抗病毒西药治疗，我知道饮食调养对慢性乙型肝炎患者来说十分重要，也想注意饮食调养，就是不知道如何是好，听说慢性乙型肝炎患者的饮食调养是有一定原则的，我要咨询的是：**慢性乙型肝炎患者的饮食调养原则是什么？**

解答： 的确，饮食调养对慢性乙型肝炎患者十分重要，慢性乙型肝炎患者的饮食调养是有其原则的。现将慢性乙型肝炎患者的饮食调养原则简单介绍如下，供您参考。

（1）饮食总热量的摄入，以维持正常体重为度，饮食宜清淡、富有营养而多样化，主食以软食为主，如软饭、粥、蜂糕、馒头等，副食可用瘦肉、蛋类、鱼类、动物肝脏及新鲜蔬菜和水果等，注意饮食一定要有规律，一日三餐必不可少，每餐不宜吃得太饱。

（2）为了修复损伤的肝细胞，蛋白质的摄入量要充足，并要注意蛋白质的质量，以优质动物性蛋白质为主，如猪瘦肉、牛肉、兔肉、鸡肉、鱼肉、鹌鹑蛋等。为了防止肥胖和脂肪肝的发生，应限制脂肪的供应量，且应以植物油为主，尽可能不吃猪、羊油等。因慢性乙型肝炎常有发生糖尿病的倾向，糖的摄入量也应适量限制。

（3）慢性乙型肝炎患者常伴有明显的胃肠道症状，影响维生素及微量元素（如锌、锰、铁）的吸收，故应及时补充。维生素的补充根据前面的介绍选择，含锌丰富的食物可选择牡蛎、炒麦芽、牛肉、核桃等，含锰丰富的食物有粗粮、花生、土豆、莴笋等，含铁丰富的食物有菌类、海藻类、黑木耳、瘦肉、核桃等，患者可适当多吃。

（4）应根据慢性乙型肝炎中医辨证类型的不同，选用与之相适应的饮食，如肝胆湿热者，应选用具有清热利湿作用的食物，如薏苡仁、赤小豆、冬瓜、萝卜、黄瓜、番茄等；出现肝郁脾虚症状者，可选用具有疏肝解郁、健脾和胃作用的食物，如山药、白扁豆、陈皮、香菜、鱼类等；出现肝肾阴虚症状者，可选用具有滋补肝肾、养血柔肝作用的食物，如黑豆、黑芝麻、黑木耳、甲鱼、鸭肉、百合等；若出现脾肾阳虚的症状，则应选用具有补肾健脾、温化寒湿作用的食物，如栗子、山药、牛肉、羊肉、生姜、韭菜等。

（5）戒除吸烟饮酒，尽量不吃辛辣、煎炸及肥腻食物，应防止饥饱失常及暴饮暴食，以免伤及脾胃，损及胃肠功能。

13 为什么调治乙型肝炎应注意饮食有度、不偏食？

咨询： 我是乙型肝炎患者，每次到医院就诊，除查肝功能、彩超等外，医生都会交代一定要坚持综合治疗，做到合理休息，保持心情舒畅，注意饮食调养，并叮嘱要饮食有度，不可偏食，请问为什么调治乙型肝炎应注意饮食有度、不偏食？

解答： 乙型肝炎属难治之病，直至目前还没有哪一种药物或方法一用就能彻底治愈乙型肝炎，医生与患者共同参与、互相配合，采取综合性的治疗措施，在药物治疗的同时做到合理休息，保持心情舒畅，注意饮食调养等，是提高乙型肝炎治疗效果的重要方法，其中合理的饮食营养是乙型肝炎患者得以顺利康复的重要方面。

在进行饮食调养和食疗时，饮食要有规律、有节制，美味佳肴固然于身体有益，但不一定就等于无害。有益的东西食用过量同样可对机体造成危害。因此，饮食要有节制，不能一见所喜就啖饮无度。饮食有度还要做到不要饥饱失常，注意护卫脾胃功能，餐饮要有规律，切实做到定时定量，尽量避免辛辣、生冷、坚硬、肥腻之物，防止伤及脾胃。早、中、晚三餐是人类在长期的历史进程中自然形成的一种最适宜人体需要的饮食规律，一般来说饮食的基本原则应是早吃好、午吃饱、晚吃少，每餐进食微饱即可。

在饮食调理中，不但要注意辨证用膳、饮食有度，还应防止饮食单一、偏食。偏食可造成机体的营养失调，不利于病体的康复。同时，食物具有不同的性味，如果饮食过寒过热，食之过量，甚至偏食，则也易伤脾胃，导致阴阳失调、脏腑功能紊乱，久而久之，或化热、化火，或寒从中生，酿成疾患。所以，食疗也要讲究疗程，不宜长时间地单纯食用某一种或某一类食物，防止食疗过程中的偏食。

14 乙型肝炎患者为何饮食不宜过饱?

咨询：我患有乙型肝炎，正在服用抗病毒西药治疗，近段时间不知为什么，总感觉右上腹胀满不舒服，前天到医院就诊，医生叮嘱我一定要按时服药，避免劳累，不要生气，同时要注意饮食调养，切记不宜吃得太饱，我要问的是：乙型肝炎患者为何饮食不宜过饱?

解答：这里首先告诉您，乙型肝炎患者确实饮食不宜过饱。肝脏是人体重要的代谢和解毒器官，患乙型肝炎后肝细胞新陈代谢和修复时需要有营养和高质量的食物提供热能，但是营养一定要适量平衡，饮食过量往往造成消化不良，必然加重胃、肠、肝、脾、胰等消化器官和组织的负担，同时也加重人脑控制胃肠神经系统和食欲中枢的生理负荷。饱餐后的人很容易疲倦困乏，这就是体内代谢失调，肝脏和大脑负担加重的信号。

有资料表明，经常饱餐，尤其晚餐过饱，且贪爱甜食、过咸食品者，因摄入总热量远远超过机体所需，不仅肝脏负担过重，还造成脂肪过剩，血脂升高，心脑血管硬化。早期导致记忆力下降，思维迟钝，注意力不集中，应激能力减弱；中期出现体型"发福"，肝脏脂肪浸润，心脑血管粥样斑块形成；晚期则易出现肝硬化和患阿尔茨海默病。长期饱餐加上习惯性便秘的乙型肝炎患者，更易诱发早期肝硬化。因为过剩的食物变成粪便后，在肠道中滞留时间延长，有害物质产生较多又未及时排泄而累积，被大肠重吸收后，长期超过肝脏的解毒能力，促使肝脏从量变到质变进而硬化。过剩的毒物还可透过血脑屏障，损害中枢神经系统，当肝功能不良时，便成为促发肝性昏迷、肝性脑病的重要因素之一。

乙型肝炎患者饮食不宜过饱是有其道理的，饱餐的害处和适量饮食营养的益寿效果值得乙型肝炎患者思考。摸索出适合个人需要的均衡食谱来，对乙型肝炎的自我调养是有益的。

15 乙型肝炎患者怎样根据中医辨证和病情选择合适的食物？

咨询：我是乙型肝炎患者，知道饮食调养的重要性，也知道乙型肝炎患者必须根据中医辨证和病情的不同选择食物，但具体怎样选择我并不清楚，问了几个乙型肝炎病友，也都讲不明白。请问乙型肝炎患者怎样根据中医辨证和病情选择合适的食物？

解答： 的确，乙型肝炎患者必须根据中医辨证和病情的不同选择食物，方能取得应有的调养效果。进食是饮食调养的关键所在，食物有寒、热、温、凉之性，有补或攻的作用，因此在进行饮食调养和食疗时，必须以中医学理论为指导，根据乙型肝炎患者的临床特点，在辨证的基础上立法、配方、制膳，以满足不同的食疗、食补及营养的不同要求，做到合理搭配、对症进食，切勿盲目乱用。

要根据乙型肝炎患者的不同情况，按食物的功效辨证用膳，选用适宜的药膳调理。比如阳虚、寒证患者可选用温热性食物，热证、实证患者可选择寒凉性食物。黄疸中医辨证属热重于湿者，可选用蒲公英、马兰头、赤小豆、荠菜等；黄疸中医辨证属湿重于热者，可选用薏苡仁、扁豆、山药等；食欲不振者，可选用山楂、萝卜、麦芽、橘饼等；胁痛腹胀者，可选用青皮、陈皮、萝卜、花椒等；呕逆反胃者，可选用生姜、陈皮、藕等；大便干结者，可选用黑芝麻、核桃仁、萝卜等。清热除烦可选用芹菜、白菜、菠菜、竹笋、黄瓜、茄子、丝瓜、绿豆等；清虚热可选用香菇、乌骨鸡、鸭蛋、草菇等；疏肝解郁可选用佛手、金橘、代代花、橘皮等；开胃消滞可选用山楂、萝卜、生姜、食醋、茼蒿等；化湿和中可选用薏苡仁、赤小豆、橘皮等；除湿退黄可选用蒲公英、荠菜、马兰、葫芦等；平肝清热可食用芹菜、荠菜、菊花等；养肝补血可食用大枣、龙眼肉、葡萄、鸡蛋、羊肝等；滋补肝肾可食用黑豆、黑芝麻、枸杞子、鳖肉、牡蛎肉等；活血化瘀可食用生山楂、桃仁、河蟹、食醋等；利水渗湿则宜食用鲫鱼、生薏苡仁、赤小豆、玉米须、冬瓜皮等。

16 乙型肝炎患者应如何看待保健补品?

咨询： 我患乙型肝炎多年，一直坚持综合治疗，现在肝功能正常，HBV-DNA 阴性，自认为病情控制得还不错，前天无意中看到一则有关保健品的广告，说对乙型肝炎有辅助作用，可常吃多吃，我不太相信，请问<u>乙型肝炎患者应如何看待保健补品？</u>

解答： 近年来，各种保健补品的广告日渐增多，宣传的功效更是很诱人，有很多乙型肝炎患者和您一样咨询过应如何看待保健补品，也有一部分乙型肝炎患者经不起广告的诱惑而长期服用保健补品，这里就乙型肝炎患者应如何看待保健补品给您予以简要解答。

保健补品用之得当确可促进病体的康复，但病有当补与不当补之分，同时保健补品还有补阴补阳、补气补血等的不同，保健补品不可滥用、过服，有的患者认为保健补品有益无损，多多益善，但往往适得其反，要根据患者的具体情况有目的、有针对性地选用保健补品，切不可不加分析地乱用。当今人们生活水平提高了，加上一些商家广告的不恰当宣传，致使一些乙型肝炎患者迷信一些保健补品而长期滥用，这样不仅贻误治疗时机，还容易掩盖病情，日常生活中因滥用保健补品贻误病情、引发的失误时有发生。

乙型肝炎患者多有湿热瘀滞存在，脾胃运化功能障碍，一般而言应忌用具有滋补作用的保健补品，以免滋腻碍胃，影响消化功能，增加肝脏的代谢负担，不利于肝细胞功能的恢复。体质虚弱的乙型肝炎患者，如出现脾胃虚弱、肝肾阴虚以及脾肾阳虚等病理机制者，可按中医辨证论治的原则选用保健补品，不过要注意去伪存真，不能仅听广告，一定要在医生的指导下选用保健补品。比如人参虽是名贵的补品，但并非每个人都可以用，气虚者可以适当选用，阳热炽盛者则忌用人参；甲鱼具有滋补阴津的功效，适合肝肾阴虚之患者，阳虚患者不宜应用。从营养学角度来看，甲鱼的蛋白质含量不及价格便宜的草鱼和鲫鱼，但它具有补脾养胃、消肿利水之功效，对肝炎、肝硬化伴腹水水肿者较适宜。

趋补厌攻是患者的一大通病，常常干扰病变的进程而导致误治。徐灵胎在《医学源流论·人参》中针对当时喜补厌攻的风气，一针见血地指出滥用人参的害处，一般人只知道人参的滋补之功，而不知人参有"杀身破家"之害。患者吃人参致死"可以无恨"，而医家视其为"邀功避罪之圣药"。殊不知"人参一用，凡病之有邪者即死，其不得死者，终身不得愈"。保健品只能说是对某些病证有保健作用，能够"包治百病"的保健品是没有的，选用保健补品当以辨证为基础，患者要切记。

17 乙型肝炎合并糖尿病时应如何调整饮食？

咨询： 我是乙型肝炎患者，目前正在服用抗病毒药阿德福韦酯，病情控制得还不错，1周前到医院复查身体时，发现空腹血糖高于正常，之后确诊为乙型肝炎合并糖尿病，我知道这两种病都需要注意饮食调理，请问乙型肝炎合并糖尿病时应如何调整饮食？

解答： 像您一样乙型肝炎合并糖尿病的患者，在临床中并不少见，乙型肝炎合并糖尿病时，由于乙型肝炎需要加强营养，而糖尿病要控制饮食，二者在饮食原则上有矛盾，所以如何调整饮食常常使患者左右为难，这里给您简要介绍一下乙型肝炎合并糖尿病时应如何调整饮食，希望对您有所帮助。

乙型肝炎合并糖尿病患者的饮食，通常应以肝病饮食为主，兼顾糖尿病饮食。一般可采用高蛋白、高热能饮食，饮食要营养丰富、新鲜、易于消化，少吃油腻食物，严禁烟酒，最好能在内分泌科、肝病科医生以及营养师的指导下制订出营养均衡的个体化食谱。

（1）糖类：糖类的摄入量应适当，约占每日总热能的50%~70%，我国居民平常以谷类等含淀粉食物为主，基本能保证糖类的摄入量，无须再过多补充。

（2）蛋白质：正常人每日所需蛋白质约70克，为促进肝细胞再生和修复，肝病患者所需蛋白质稍多一些，但也不是越多越好，要兼顾糖尿病的存在。

（3）脂肪：脂肪的供给量不宜过多，但也不必过低，每日可摄入脂肪50~80克，且以植物油为宜，豆油、花生油、玉米油、橄榄油等，都是较好的烹调油。

（4）多吃新鲜蔬菜：可适当多吃新鲜蔬菜，以保证维生素A、B族维生素和维生素C等的供应，在病情稳定、血糖控制较为理想时，可适量食用含糖量较低的水果，以及新鲜的含糖量较低又富有维生素的西红柿、黄瓜、菜瓜等。

（5）食物烹调方式：最好采用蒸、煮、焖、烩、熬的方式，不宜用油煎、炸、炒的方式。

总之，对乙型肝炎合并糖尿病患者的饮食最好做到每天提供合理的饮食剂量、营养均衡的饮食内容、多样化的饮食类别，尽量减少额外食品，以最大限度地满足疾病康复所需要的营养物质，同时尽量避免血糖出现波动。

18 乙型肝炎后肝硬化患者在饮食上应注意什么？

咨询： 我患乙型肝炎已多年，前天因上腹部胀痛到医院就诊，经检查肝功能、彩超等，确诊为肝硬化，医生建议用恩替卡韦抗病毒治疗，并叮嘱注意饮食调养，由于当时患者太多，饮食上注意什么没问太清楚，请问乙型肝炎后肝硬化患者在饮食上应注意什么？

解答：饮食调养是乙型肝炎后肝硬化综合治疗的一个重要方面，下面给您介绍一下乙型肝炎后肝硬化患者在饮食上应注意的问题，希望对您治疗调养自己的病情有所帮助。

（1）应给予充足的蛋白质，以保护肝细胞，并修复与再生肝细胞，每日应供给蛋白质 100~130 克，或者按每千克体重1.5~2 克计算供给量。当肝功能衰竭或肝性昏迷征象出现时，肝脏的去氨作用减弱，为减轻肝脏负担和减少血氨升高，蛋白质的摄入量应严格限制，可视病情而定。

（2）给予高碳水化合物饮食，以补充足够的热能，总热量应适当，糖类每日供给量以 350~450 克为宜，可防止毒物对肝细胞的损害。通常可进食一些甜食，如果汁、藕粉、蜂蜜等，但也不宜摄入糖过多，以免能量过剩诱发脂肪肝。

（3）应注意进食富含 B 族维生素、维生素 C 的食物，如谷类、瘦肉、蛋黄、新鲜蔬菜、水果等，当日常饮食中不能满足需要时，可用维生素制剂补充。

（4）脂肪的摄入量要适当，每日宜控制在 30~50 克，不超过 60 克，因为脂肪能增加食物味道，过少了则有碍食欲，所以不能过分限制，但也不宜过高。

（5）少食多餐，每日可进食 3~5 餐，饮食的品种应多样化，多进食味道鲜美、营养价值高且易于消化的食物，如新鲜蔬菜、瘦肉、河鱼、禽蛋、豆制品等，烹调宜用煮、炖、蒸、烩等方法，以使食物柔软和易消化。戒除饮酒，肥腻食物尽量少吃，不宜吃硬的和粗糙难消化的食物，不要吃辛辣之辣椒、芥末、胡椒等有剧烈刺激的调味品。

（6）应根据中医辨证对证进食，可根据病情的需要选用具有行气活血、化痰利水、软坚散结、扶正补虚、抗纤维化作用的食物，如红糖、山楂、甲鱼、鲤鱼、山药等。

（7）肝硬化患者血清锌水平降低，尿锌排出量增加，肝中含锌量减少，而微量元素锌对肝细胞有保护作用，故必须注意锌的供给量，每日饮食中锌不应低于 15 毫克，宜多吃瘦猪肉、牛肉、羊肉、鱼、虾等富含锌的食物。肝硬化患者常伴有贫血，为防止贫血，可适当多吃含铁丰富的肝泥、菜泥、枣泥、桂圆等。

（8）应限制食盐的供给量，饮食不宜过咸，每日食盐供给量以 7 克以下为宜，一旦合并腹水或水肿，应少用或禁用食盐以及其他含钠多的食物，同时进水量也应注意限制。

19 慢性乙型肝炎合并有胃肠炎的患者应如何饮食调理？

咨询： 我是乙型肝炎患者，同时还患有胃肠炎，平时吃饭稍不注意就拉肚子，听医生说慢性乙型肝炎合并胃肠炎的患者应特别注意饮食调理，请问慢性乙型肝炎合并有胃肠炎的患者应如何饮食调理？

解答： 这里首先告诉您，慢性乙型肝炎合并有胃肠炎的患者在临床中并不少见。慢性乙型肝炎合并有胃肠炎的患者在调养康复过程中，饮食上的调理有时胜于药物，下面几点是日常饮食中应当注意的，您要切记。

（1）细嚼慢咽：充分利用牙齿的粉碎功能和唾液分泌，形成容易消化吸收的食糜，这样不加重胃肠的负担。

（2）定时进餐：人体生物钟和定时进餐的习惯能够使胃酸和消化液有规律地分泌，这样有助于胃肠功能的协调和正常工作，不定时进食会打乱消化道正常功能。

（3）避免零食：两餐间吃零食或糖块、甜食，会影响胃肠道消化液的正常分泌，影响正常的消化功能，妨碍正餐的进食量和吸收。

（4）饮水有节：正餐前1小时内正是胃酸积聚阶段，如在正餐前1小时内喝咖啡、浓茶、汽水、凉开水、饮料以及白酒等，不仅会冲淡胃酸，削弱消化能力，而且有刺激性，容易导致溃疡、胃炎等慢性病急性发作。

（5）不宜过饱：过饱容易造成胃窦部过度紧张，增加胃泌素分泌，对消化性溃疡患者十分不利，同时饮食过饱还容易导致胃肠功能紊乱，诱发其他消化系统疾病。

（6）防止便秘：偏食、过多食用肉蛋类、精米白面、带有刺激性的辛辣食物及鞣质较多的水果等，能引起或促进便秘，进而诱发诸多不适或加重原有的病情。为防止便秘，每天宜进食带有纤维素的蔬菜、水果、杂粮、新鲜豆类，同时要养成每天定时排便的习惯，避免生冷、油腻厚味，少食辛辣刺激性和生硬食品。

20 适合乙型肝炎患者的粥汤类食疗方有哪些？

咨询： 我今年46岁，患乙型肝炎已十多年，服用抗病毒药拉米夫定也已1年多，现在肝功能正常，HBV-DNA阴性，听一病友说经常喝些食疗粥汤对乙型肝炎的治疗康复很有帮助，正好我喜欢喝粥汤，请问<u>适合乙型肝炎患者的粥汤类食疗方有哪些</u>？

解答： 喜欢喝粥汤是个好习惯，适合乙型肝炎患者的粥汤类食疗方有很多，下面给您介绍一些，供参考选用。

（1）茵陈粥

原料：茵陈40克，大米100克，白糖适量。

制作：将茵陈洗净，水煎去渣取汁，之后将药汁与淘洗干净的大米一同放入锅中，加水适量，武火煮沸后，改用文火煮至粥成，再调入白糖即可。

用法：每日2次，温热食之。

功效：清热化湿，利胆退黄。

适应证：急性黄疸性肝炎。

（2）马兰头汤

原料：马兰头30~60克，白糖适量。

制作：将马兰头水煎取汁，调入白糖即成。

用法：每日1剂，代茶饮用。

功效：清热解毒，凉血利尿。

适应证：乙型肝炎身黄、目黄、小便黄，发热或有鼻衄、牙龈出血，大便干结者。

（3）鸡蛋瓜藤汤

原料：鸡蛋1个，黄瓜藤1条。

制作：将黄瓜藤洗净、切碎，放入锅中，加水1000毫升，煮至400毫升，去瓜藤，再将鸡蛋去壳、搅匀，倒入锅中，煮熟即成。

用法：每日2次，空腹喝蛋汤。

功效：清热利湿退黄。

适应证：急性肝炎。

（4）赤豆三米粥

原料：赤小豆、大米各30克，小米20克，薏苡仁60克。

制作：将赤小豆、大米、小米、薏苡仁分别洗净，之后一同放入锅中，加入清水适量，共煮成粥。

用法：每日2次，温热食之。

功效：解毒利湿，健脾和胃。

适应证：急性无黄疸性肝炎证属脾虚湿困者。

（5）猪肝大枣汤

原料：猪肝100克，田基黄40克，大枣10枚，食盐适量。

制作：猪肝洗净，切成块状，与田基黄、红枣一同放入锅中，加入清水适量，煮至肝熟，捞去药渣，放入食盐即成。

用法：每日2次，食肝、枣并喝汤。

功效：清热养肝，利湿退黄。

适应证：急性黄疸性肝炎。

（6）柳叶大枣粥

原料：嫩柳叶9克，大枣10枚，大米100克，白糖适量。

制作：将嫩柳叶水煎取汁，之后将药汁与大枣、大米一同放入锅中，再加入清水适量，煮至米熟粥成，调入白糖即可。

用法：每日2次，温热食之。

功效：益气养肝，清热利湿退黄。

适应证：急性黄疸性肝炎。

（7）鲤鱼冬瓜汤

原料：鲜活鲤鱼1条（重约500克），冬瓜150克，葱花、生姜末、食盐、味精、麻油各适量。

制作：先将鲤鱼宰杀，去鳞、腮及内脏，洗净切块，放入锅中，加入清水适量，武火煮沸后，再加入洗净、去皮、切块的冬瓜及葱花、生姜末，改用文火煮至鱼肉熟烂时，放入食盐、味精，再煮两沸，淋入麻油即成。

用法：佐餐当菜，随意吃鱼饮汤。

功效：健脾利湿养肝。

适应证：湿重于热型急性乙型肝炎。

（8）虎杖甘草粥

原料：虎杖18克，甘草9克，大米50克。

制作：先将虎杖、甘草水煎去渣取汁，之后将药汁与大米一同放入锅中，再加入清水适量，用文火煮至米熟粥成即可。

用法：每日2次，温热食之。

功效：益气养肝，清热利湿退黄。

适应证：急性黄疸性肝炎。

（9）夏枯草瘦肉汤

原料：夏枯草30克，猪瘦肉100克，食盐适量。

制作：将夏枯草洗净，猪瘦肉洗净切块，之后一同放入瓦煲内，加入清水适量，武火煮沸后，文火再煮 1 小时左右，加食盐调味即成。

用法：佐餐当菜，随意食肉饮汤。

功效：清肝泻火，利湿退黄。

适应证：急性肝炎。

（10）茵陈菠菜瘦肉汤

原料：茵陈 80 克，菠菜 150 克，猪瘦肉 100 克，食盐、味精、葱花、生姜丝、植物油各适量。

制作：将茵陈水煎取汁；猪瘦肉洗净，切成细丝；取锅烧热，入植物油适量，待油热后入葱花、生姜丝，煸炒肉丝，肉熟后起锅备用。之后将药汁、肉丝及洗净的菠菜一同放入锅中，再加清水适量，煮至菠菜熟烂，调入食盐、味精即成。

用法：每日 1~2 次，食菜、肉并喝汤。

功效：清热利湿，益气健脾。

适应证：急性肝炎。

21 适合乙型肝炎患者的菜肴类食疗方有哪些？

咨询：我今年 48 岁，患乙型肝炎已十多年，自从患病后每日的饮食都十分小心，生怕饮食不当对疾病的治疗康复不利，前几天看到报纸上有一专家介绍多种用于调养乙型肝炎的食疗方，想进一步了解一下，请问<u>适合乙型肝炎患者的菜肴类食疗方有哪些</u>？

解答： 用于调治乙型肝炎的菜肴类食疗方有很多，下面给您介绍几则常用者，希望对您用饮食调养乙型肝炎有所帮助。

（1）炒蚕蛹

原料：蚕蛹 100 克，植物油、蜂蜜各适量。

制作：将蚕蛹用清水浸泡，冲洗干净备用。植物油倒入锅中，烧热后放入蚕蛹，炒熟，调入蜂蜜即成。

用法：佐餐食用。

功效：疏肝散结，补脾消积。

适应证：乙型肝炎食欲不振，脘腹作胀，体倦乏力者。

（2）泥鳅炖豆腐

原料：泥鳅 250 克，豆腐 500 克，食盐适量。

制作：将泥鳅去腮及内脏，冲洗干净，切成块状，放入锅中，加入清水适量，煮至半熟，再加洗净切块的豆腐，炖至泥鳅熟烂，用食盐调味即成。

用法：食泥鳅、豆腐并饮汤。

功效：清热利湿。

适应证：乙型肝炎身目发黄，口干口苦，小便黄，大便秘结者。

（3）黄花菜猪肉

原料：黄花菜 50 克，猪瘦肉 100 克，葱花、植物油、酱油、料酒、白糖、食盐各适量。

制作：将黄花菜水发洗净，猪瘦肉切成细丝。炒锅上火，放适量植物油，烧至七成热时，加入葱花炝锅，随后放入猪肉丝，炒至五成熟时，再入黄花菜，翻炒至七成熟时，加入适量酱油、料酒、白糖和食盐，继续炒至肉熟即可。

用法：每日 1~2 次，佐餐食用。

功效：补虚养肝。

适应证：慢性乙型肝炎、肝硬化。

（4）虫草炖老鸭

原料：老鸭1只，冬虫夏草10枚，食盐等调味料各适量。

制作：将老鸭宰杀，去毛及内脏、洗净，冬虫夏草装入鸭腹中。之后将老鸭放入锅中，注入清水适量，煨炖至老鸭熟烂，用食盐等调料调味即成。

用法：佐餐食用，食肉并喝汤。

功效：滋补肝肾，益气生血。

适应证：慢性乙型肝炎之肝肾阴虚证，以及乙型肝炎表面抗原携带者。

（5）蘑菇炖豆腐

原料：嫩豆腐250克，鲜蘑菇60克，酱油、料酒、食盐、香油、味精各适量。

制作：将豆腐洗净、切成小块，放入冷水锅中，加入少许料酒，待旺火煮至豆腐出小孔时，弃去豆腐水。之后将豆腐、洗净的鲜蘑菇、酱油、食盐以及清汤一同放入瓦罐中，文火炖20分钟，撒入味精、淋上香油即成。

用法：每日2次，分早、晚食用。

功效：清热养阴，益气养肝。

适应证：慢性乙型肝炎、肝硬化，对中医辨证属肝肾阴虚证，出现头晕耳鸣、心烦失眠、食欲不振、神疲乏力症状者尤为适宜。

（6）田七炖乳鸽

原料：田七15克，乳鸽2只，黑木耳50克，食盐、葱花、生姜末、植物油、黄酒各适量。

制作：将田七洗净，晒干后切成薄片，放入纱布袋中，扎紧布袋口；将黑木耳用冷水泡发、洗净，撕成朵片状；把乳鸽宰杀，除去毛及内脏，洗净，用食盐及酱油揉抹鸽身。之后将锅置火上，加植物油烧至六成热，放入葱花、生姜末，煸炒出香味后，逐个放入乳鸽，急火爆香，调入适量黄酒，加适量鸡汤（或清汤），并放入田七药袋及黑木耳，武火煮沸后，改用文火煨炖 40 分钟，待乳鸽酥烂，取出药袋，加食盐调味，淋入香油即成。

用法：佐餐食用。

功效：行气化瘀，回缩肝脾。

适应证：乙型肝炎肝脾肿大者。

（7）白萝卜炒猪肝

原料：白萝卜 200 克，新鲜猪肝 250 克，植物油、麻油、食盐、葱丝、味精各适量。

制作：将白萝卜洗净，切成细条；猪肝洗净，切成片状。炒锅上火，放入适量植物油，烧至八成热，放入萝卜条，炒至八成熟时，拌入食盐，装于盘子中。锅中再加入适量植物油，武火爆炒猪肝 3~5 分钟，放入萝卜条再快速翻炒 2 分钟，放入葱丝、食盐、味精，翻炒片刻，淋入麻油即成。

用法：佐餐随意食用。

功效：理气养肝。

适应证：慢性乙型肝炎出现肝气郁结症状者，对兼有血虚者尤为适宜。

（8）首乌枸杞肝片

原料：制首乌 20 克，枸杞子 30 克，猪肝 150 克，黄酒、酱油、生姜末、食盐、味精、香醋、水淀粉、水发木耳、嫩青菜、葱花、蒜片各适量。

制作：将制首乌、枸杞子淘洗干净，放入砂锅，加水浸泡片刻，浓煎 2 次，每次 30 分钟，滤去药渣，合并两次药汁，倒回砂锅，小火浓缩成约 100 毫升备用。之后用水发木耳、嫩青菜、葱花、蒜片、黄酒、生姜末、酱油、食盐、味精、香醋、药汁将猪肝（洗净切片）熘炒至肝熟，即成。

用法：佐餐食用。

功效：滋补肝肾。

适应证：慢性乙型肝炎肝肾阴虚型患者血清转氨酶升高者。

22 适合乙型肝炎患者的茶饮有哪些？

咨询：我今年 43 岁，平时喜欢饮茶品茶，半个月前单位健康体检时查出患有乙型肝炎，我知道有一些茶适量饮用对乙型肝炎的治疗和康复是十分有益的，但具体有哪些茶不是很清楚，想了解一下，请问适合乙型肝炎患者的茶饮有哪些？

解答：有些茶适量饮用确实能改善乙型肝炎患者肝区不适、神疲乏力、口苦等自觉症状，对促进病体康复也是有益的，下面介绍一些常用者，您可根据自己的情况选择饮用。

（1）西瓜番茄露

原料：西瓜、鲜番茄、白糖各适量。

制作：将西瓜、鲜番茄分别取汁，混合后加白糖、开水适量，搅匀即成。

用法：随意饮用。

功效：清热养阴。

适应证：慢性乙型肝炎证属肝肾阴虚者。

（2）荸荠甘蔗饮

原料：荸荠 500 克，甘蔗 50 克。

制作：将荸荠去皮、洗净，切成薄片；甘蔗去皮，切成段。之后把二者一同压榨取汁。

用法：每日 2 次，分上、下午饮用。

功效：清热养阴，利胆退黄。

适应证：乙型肝炎出现湿热内蕴症状者。

（3）茵陈大枣茶

原料：茵陈 30 克，大枣 16 枚。

制作：水煎去渣取汁。

用法：每日 1 剂，代茶饮用。

功效：清热利湿退黄。

适应证：急性黄疸型乙型肝炎。

（4）板茵白糖茶

原料：板蓝根 60 克，茵陈 50 克，白糖适量。

制作：先将板蓝根、茵陈洗净，一同放入砂锅中，加入清水约 600 毫升，煎取药汁约 300 毫升，之后把白糖加入药汁中，调匀即可。

用法：每日 3 次，代茶饮用。

功效：清热利湿解毒。

适应证：急性乙型肝炎。

（5）田螺金佛饮

原料：田螺 50 个，郁金、佛手、生姜各 10 克，垂盆草 30 克，金钱草 12 克，大枣 8 枚，食盐适量。

制作：将田螺用清水静养半天去泥沙，捶碎螺壳，取出螺肉；郁金、佛手、金钱草、大枣分别洗净，生姜洗净拍烂。之后将上述原料一同放入锅中，加入清水适量，文火煮 1~1.5 小时，加食盐调味。

用法：随意饮用。

功效：清热利湿，理气止痛。

适应证：肝胆湿热型乙型肝炎以胁痛为主要表现者。

（6）龙井玫瑰茶

原料：龙井茶 3 克，干玫瑰花 6 克。

制作：将龙井茶、干玫瑰花一同放入茶杯中，加入适量开水，加盖焖泡 5 分钟即可。

用法：每日 1 剂，代茶饮用。

功效：清肝解毒，理气解郁。

适应证：急慢性乙型肝炎、肝硬化出现肝气不舒症状者。

（7）茵陈玉米须茶

原料：茵陈、蒲公英各 15 克，玉米须 30 克。

制作：将上药共为粗末，置于保温瓶中，冲入沸水适量，加盖焖 20 分钟即可。

用法：每日 1 剂，代茶饮用。

功效：清热利湿退黄。

适应证：乙型肝炎出现湿热蕴结症状者。

23 适合乙型肝炎患者的面食类食疗方有哪些？

咨询： 我今年34岁，平时并无什么不舒服的感觉，1周前单位体检时发现我患有乙型肝炎，我知道饮食调养的重要性，听说有一些面食比较适合乙型肝炎患者食用，请问适合乙型肝炎患者的面食类食疗方有哪些？

解答： 合理的饮食对乙型肝炎的治疗康复是十分有益的。确实有一些面食比较适合乙型肝炎患者食用，下面介绍一些用于调养乙型肝炎常用的面食类食疗方，供您选用。

（1）术枣饼

原料：白术50克，大枣150克，小麦面粉200克，鸡蛋2个。

制作：将白术洗净，晒干或烘干，研成细粉，炒熟备用；大枣洗净煮熟、去核，捣成泥。之后把白术粉、大枣泥、小麦面粉以及打破搅匀的鸡蛋糊充分混合，加适量清水调匀，制成小饼，入烤箱烤熟即成。

用法：当早点食用。

功效：补脾助运。

适应证：乙型肝炎出现脾虚失运、纳差腹胀、大便稀溏症状者。

（2）豆蔻馒头

原料：白豆蔻18克，小麦面粉1000克，发酵粉适量。

制作：将白豆蔻粉为细末，待小麦面粉加入适量清水及发酵粉发酵后，一起充分揉和，加工制成馒头。

用法：当主食食用。

功效：补虚健胃，行气化湿。

适应证：肝郁脾虚之慢性乙型肝炎。

（3）山药面条

原料：山药粉1000克，小麦面粉2000克，鸡蛋300克，大豆粉100克，麻油、葱花、食盐、味精、菠菜叶各适量。

制作：将山药粉、小麦面粉、大豆粉一同放入容器中，再把打破搅匀的鸡蛋液倒入容器中，加适量清水及食盐，和成面团，擀成薄面片，切成面条。每次取适量面条，下入沸水锅中，煮熟后放入麻油、食盐、葱花、菠菜叶、味精，再稍煮即成。

用法：每日1~2次，随量食用。

功效：补脾助运。

适应证：乙型肝炎出现脾虚失运、纳差腹胀、大便稀溏症状者。

（4）山楂荞麦饼

原料：荞麦面500克，鲜生山楂250克，橘皮、青皮、乌梅各6克，砂仁4克，枳壳5克，白糖100克。

制作：将橘皮、青皮、砂仁、枳壳、乌梅一同放入砂锅中，水煎去渣取汁；山楂煮熟去核，研成泥。之后把药汁、白糖、荞麦面、山楂泥一同混合，充分揉和制成面团，做成小饼，放入平底锅中，煎熟即成。

用法：当早点食用。

功效：理气活血，化瘀通络。

适应证：慢性乙型肝炎、早期肝硬化出现气滞血瘀症状者。

（5）山药茯苓煎饼

原料：山药粉、茯苓粉各200克，小麦面粉300克。

制作：将山药粉、茯苓粉与小麦面粉混匀，用水调成糊状，上锅摊成煎饼，煎熟即成。

用法：早、晚餐食用。

功效：健脾利湿。

适应证：慢性肝炎纳差脘痞，肢软乏力，大便溏薄者。

（6）核桃仁山药饼

原料：山药500克，小麦面粉150克，核桃仁、什锦果料、蜂蜜、猪油、水生粉各适量。

制作：将山药去皮、洗净，蒸熟，加小麦面粉揉和，做成圆饼状，摆上核桃仁、什锦果料，上笼蒸20分钟。再将蜂蜜、猪油用文火加热，淋上水生粉，浇在圆饼上即成。

用法：当早餐食用。

功效：健脾益肾，提高血清白蛋白。

适应证：乙型肝炎低蛋白血症中医辨证属脾肾阳虚者。

24 情绪波动对乙型肝炎有何影响？

咨询：我今年43岁，平时就容易急躁发脾气，自从半年前查出患有乙型肝炎之后，更是整天着急上火，动不动就发脾气，医生说情绪波动对我的病情会造成不良影响，劝我最好是改一改。麻烦您给我讲一讲，**情绪波动对乙型肝炎有何影响？**

解答：这里首先向您明确一点，不良的情绪、情绪波动确实会对乙型肝炎的治疗康复造成不良影响。整天着急上火，动不动就发脾气，是不利于乙型肝炎的治疗和康复的，您应当改一改了。

情绪是人类在进化过程中产生的，是人体对外界刺激的突然影响或长期影响产生的适应性反应。祖国医学对情志致病早有认识。《黄帝内经》中就有"怒伤肝""怒则气上，思则气结，恐则气下，惊则气乱"的记载，后世医家也明确指出："肝郁胁痛者，悲哀恼怒，郁伤肝气"。说明人的情绪变化对脏腑气血都有影响，其中尤以对肝脏的影响最大。良好的心理状态和情绪对健康来说无疑是积极有益的，相反，不良的心理状态和情绪对人体的健康是不利的，它容易使人罹患疾病或使病情反复、加重，不利于疾病的治疗和康复。

乙型肝炎患者容易发生情志抑郁、情绪波动的原因是多方面的，由于患者肝气不舒，容易出现难以克制的发怒、生气等情志过激的症状；由于对乙型肝炎缺乏正确认识，担心病情恶化，害怕传染他人及转变成肝硬化、肝癌等，顾虑太多，心理状态各异，情绪波动，影响睡眠、食欲，造成疲乏等。"思虑过度，劳伤心脾"，久之则心悸、头晕、失眠、心烦等症状相继出现，肝功能异常或波动，肝病加重。而病情的加重又进一步引起患者情绪不安，形成恶性循环。

得病是不幸的事，但急是急不好的，相反，情绪上的波动常能影响神经内分泌系统功能，不利于肝病的康复。如果对乙型肝炎缺乏斗争的信心，过分忧郁，感情脆弱，喜怒无常，情绪波动，都会引起中枢神经的功能紊乱，造成其他器官功能调节的障碍，直接或间接影响肝功能的恢复，不利于乙型肝炎的治疗和康复。

25 为什么说保持乐观情绪是乙型肝炎患者自我康复的要旨？

咨询： 我今年46岁，患乙型肝炎已多年，这两年一直坚持抗病毒治疗，病情控制得还不错，每当我到医院复查病情时，医生都要交代一定要保持乐观的情绪，并说保持乐观的情绪是自我康复的要旨，请问为什么说保持乐观情绪是乙型肝炎患者自我康复的要旨？

解答： 中医讲"肝主气""怒伤肝"，情绪好坏直接影响着乙型肝炎的治疗和康复。保持乐观情绪对乙型肝炎患者来说十分重要，确实可以说是乙型肝炎患者自我康复的要旨。

乙型肝炎患者如果能够经常保持乐观的情绪，机体的免疫功能就会增强，从而提高机体的抗病能力，有助于乙型肝炎的治疗和康复，如果情绪波动、紧张、忧郁、坐立不安，将会直接影响其治疗效果。乐观情绪是机体内环境稳定的基础，保持内环境稳定是自我康复的重要手段。"善养肝脏者，莫过于戒暴怒"，避免急躁和发怒，减少不良的精神刺激和防止过度的情绪波动，是防治肝病的重要环节。乙型肝炎患者应抱着"既来之，则安之"的稳定情绪，从思想上正确对待，情绪上保持乐观，精神上力排消极因素，学会自我调整，主动适应环境的变化，设法摆脱各种不良因素，始终保持心情舒畅，做到性格顽强，心胸开阔，情绪饱满，增强战胜疾病的信心，发挥自身的力量，同医护人员一道与疾病做斗争，才会减轻病痛，促进免疫机制的增强，提高抗病能力。只有培养坚强的性格，锻炼自己克敌制胜的意志，才有可能在治疗的基础上缩短病程，达到康复的目的。

要保持良好的情绪，做到情绪稳定，首先要以乐观的心情去观察事物，培养广泛的兴趣，如阅读、看电视、听音乐、从事体育活动，让生活充满乐趣。同时要主动与人交往，自觉审视自我，改正缺点，保持优点，经受起各种挫折和磨难，努力提高自己的思想境界和修养，尽可能保持健康愉快的心情。医护人员要给予患者极大的关心，针对病情耐心地开导，帮助患者消除焦虑心理和悲观情绪，使患者树立战胜疾病的信心，主动配合治疗。可通过谈心开导法、顺情从欲法、解惑释疑法、内观静养法、移情易性法等心理疗法，最大限度地调整患者的情绪，使之保持心情舒畅。

26 乙型肝炎患者会有怎样的心理状态？

咨询： 我今年49岁，平时能吃能睡，有使不完的劲，自认为身体很好，10天前因肝区不适、厌油到医院就诊，经检查确诊为乙型肝炎，听说乙型肝炎较难治愈，我很悲观，医生说这是常见的心理状态，要学会自我调整，请问乙型肝炎患者会有怎样的心理状态？

解答： 乙型肝炎患者的心理状态是多种多样的，您感到悲观，这只是乙型肝炎患者心理状态中的一种类型。由于人们对乙型肝炎缺乏足够的认识，患乙型肝炎后，有相当一部分患者不能正视自己的病情，不能从思想上正确对待，表现出多种不同的心理状态，情绪时有波动，不利于乙型肝炎的治疗。保持稳定的心理状态，不被疾病所吓倒，善于自我调节，做好心理保健，对乙型肝炎的康复大有好处。

乙型肝炎患者的心理状态是多种多样的，但就临床来看，恐惧、焦虑、悲观、急躁、无所谓、乱投医等类型较为多见。有的患者思想恐惧，担心病情随时恶化，终日惶惶不安，六神无主，担心死神会降临，呈现恐惧型；有的患者焦虑过度，多愁善感，忧心如焚，害怕传染他人，担心转变为肝硬化、肝癌，担心受到别人嫌弃，担心影响工作、前途，呈现焦虑型；有的终日闷闷不乐，心情沮丧，意志消沉，悲观失望，对治疗缺乏信心和恒心，呈现悲观型；有的性情急躁，情绪冲动，容易发火，易于与他人争吵，终日烦躁不安，呈现急躁型；也有的由于病情不重，自觉症状不明显，而无所谓，漫不经心，呈现无所谓的态度，对医生劝告的注意事项置于耳后，酗酒游玩通宵达旦，不注意定期复查；更有一些患者，患病后轻信传言，病急乱投医，跟着广告和所谓的"家传秘方"走，到处求医，堆积用药。

27 乙型肝炎患者应如何调整心态？

咨询： 我今年36岁，1周前单位健康体检时，查出患有乙型肝炎，医生说正确对待疾病，调整好自己的心态，积极配合治疗，是促使疾病顺利康复的前提和基础，我也想调整一下自己的心态，但不知如何入手，请问乙型肝炎患者应如何调整心态？

解答： 对乙型肝炎患者来说，正确对待疾病，调整好自己的心态确实十分重要。要调整自己的心态，应从以下几个方面入手。

（1）一旦罹患乙型肝炎，要理性面对现实，认清自己所患疾病，不要悲观失望，也不能盲目乐观，保持稳定的心理状态，以平常的心态对待自己的病情。

（2）积极主动就医，找医生沟通，对自己的境况有一个全面了解，对治疗方案、手段以及可能出现的情况有深刻的认识，与医生密切配合，争取在最佳时间得到及时全面的治疗。

（3）当自己的病情严重时要有一定的承受能力，也不要因自己患乙型肝炎有传染性而产生孤独感，故意疏远他人，要敞开心扉，积极与人沟通，消除孤独和恐惧的心理。

（4）接受健康教育，增强对乙型肝炎的认识，尊重科学，不要迷信道听途说的东西，注意自我调养，从饮食起居等日常生活的点点滴滴做起，全面提高自己的身体素质，促使乙型肝炎顺利康复。

（5）制定切实可行的生活目标，根据自己的病情量力而行地做事，以使自己心灵有所依托，情感有所归宿，生活丰富多彩。

28 乙型肝炎患者如何运用音乐疗法调适情绪？

咨询：我平时比较喜欢音乐，自从2个月前查出患有乙型肝炎后，心情一直不好，情绪很低落，已经有一段时间没有听音乐了，昨天听医生说用音乐疗法可以调适人的情绪，我想试一试。请问乙型肝炎患者如何运用音乐疗法调适情绪？

解答：音乐与人的生活息息相关，优美动听的音乐，不但能陶冶人的性情，而且也是使人保持良好情绪，防治疾病和增进健康的良药。音乐疗法就是通过欣赏音乐或参与音乐的学习、排练和表达，以调节人的形神，使人心情舒畅，促使病体顺利康复的一种治疗方法。

用音乐调治疾病在医学中早有记载。在两千多年前，我国的《乐证》一书中就指出音乐对调剂人的生活与健康有很好的作用。我国现存的第一部医学专著《黄帝内经》中也详细阐述了五脏与五音（宫、商、角、徵、羽）及七情之间的对应关系，并对五音疗疾进行了系统论述。宋代文学家欧阳修曾因忧伤政事患了抑郁症，饮食大减，身体消瘦，屡进药物无效，后来他每天听《宫声》数次，心情逐渐从抑郁、沉闷转为愉快、开朗，久而久之，就不知有病在身了，他深有感触地说："用药不如用乐矣！"

中医认为，音乐可以宣肺调气，疏肝解郁，活血养心等。悦耳动听的乐曲，悠扬轻快的旋律，沁人肺腑的乐声，不仅能使人凝神于音乐之中，排除杂念，全身放松，使人的情绪得以改善，同时还可促进血液循环，增强胃肠蠕动和消化功能，加强新陈代谢，对人们的身心具有显著的调节作用，是使人保持良好情绪的好方法，有助于乙型肝炎的治疗和病体的康复。曾有一位乙型肝炎患者，整天为转氨酶的波动而苦恼，治疗效果一直不理想，有一天一位朋友来看他时，带来了收录机和他喜爱听的豫剧《朝阳沟》磁带，从此每天总要听上几遍，散步时也要哼上几曲，愁容变成了欢乐，精神、饮食、睡眠很快好转，肝功能不日正常而出院。

当然，并不是所有的音乐对人的身心健康都有益处，由于人的年龄、经历、经济条件、文化修养等的不同，所喜欢的音乐也就大不相同，而不同的音乐有着不同的保健效果，只有根据患者的病情和心理状态等，选择与之相适宜的乐曲，做到"对症下乐"，才能达到音乐疗疾的目的。

音乐调治的形式有多种，最常用的是音乐感受法，即通过欣赏音乐，达到心理上的共鸣与自我调整。乙型肝炎患者容易肝气郁结，常出现胸胁不适、疼痛，脘腹胀满，闷闷不乐，经常叹气等，此时可选听一些节奏明快、旋律流畅、音色优美的乐曲，如《喜相逢》《喜洋洋》《在希望的田野上》《百鸟朝凤》等，以达到疏肝解郁、愉悦抒情的作用；当出现五心烦热、口干舌燥、烦躁易怒时，此为肝火旺盛，可选择一些舒缓、低慢、轻柔、幽雅的乐曲，如古筝独奏《春光花月夜》、二胡独奏《南渡江》以及《渔光曲》《催眠曲》等，以达到柔肝降火、消怒下气的作用。为了消除疲劳，可选用《假日的海滩》《矫健的步伐》《锦上添花》等；增进食欲，则可选择《花好月圆》《欢乐舞曲》《餐桌音乐》等；除烦镇静安神，可选择《塞上曲》《平湖秋月》《春江花月夜》《仙女牧羊》等；解除忧郁，可选择《春天来了》《啊，莫愁》《步步高》等；舒心则可选择《江南好》《春风得意》《军港之夜》等。对于精神紧张、虚弱久病的患者，应多听一些比较抒情的曲调，而思想涣散、悲观失望的患者，则应多听一些旋律较激昂、明快的曲调。

在运用音乐疗法时，要专心去听，不能边听边做其他事；音量不宜太大，以舒适为度，一般控制在 60 分贝以下；环境要整洁美观、舒适雅静，不受外界干扰；听曲前要静坐休息 3~5 分钟，听音乐后进行适当的散步活动，与人交谈一些趣事。一般每次治疗 20~30 分钟，每日 1~3 次。

29 为什么说幽默是乙型肝炎患者保持良好情绪的好方法？

咨询： 我患有乙型肝炎，正在应用干扰素抗病毒治疗，由于有低热、周身酸痛等诸多不良反应，现在情绪糟糕极了，医生说幽默是保持良好情绪的好方法，可以找人说说笑话调整一下情绪，请问为什么说幽默是乙型肝炎患者保持良好情绪的好方法？

解答： 幽默是使人保持良好情绪的情志疗法，也是乙型肝炎患者保持愉快心情的可靠手段之一。幽默的特点是温和、含蓄和机智，幽默的医学功能在于使患者的精神充分放松，转移其对不良情绪的注意力，使机体发生良性反馈，起到治疗作用。幽默是智慧的火花，友谊的桥梁，健康的良药，长寿的仙丹。

俗话说："笑一笑，十年少。"笑是幽默的必然结果，是人们心理和生理健康的标志之一，也是自我保健的一剂良药。笑能调整人们的心理活动，能消除诸如苦闷、气恼等各种不良情绪，使人保持良好的情绪，还能增添生活的色彩，增加家庭欢乐的气氛。心理学研究表明，人的大脑皮质有个"快乐中枢"，那种令人觉得有趣或可笑的幽默，正是其最佳的刺激源之一。这个"快乐中枢"接受适宜的刺激后呈兴奋状态，能把各种美好的东西复制出来，在人的机体内发生一场"生物化学暴风雨"，激活人体功能，洗刷生理疲劳和精神倦怠，改善体内循环，提高免疫力。同时，笑能使机体的横膈膜、腹部、心脏、肺部等组织器官加强运动，达到清除呼吸系统中的异物，促进肠胃消化功能，加速血液循环，提高心跳频率的作用，还能促进肾上腺素等激素的分泌，对机体产生有益的影响。因此，科学家们把幽默比喻为机体保健的"心理按摩"。

幽默是乙型肝炎患者保持良好情绪的重要手段之一，乙型肝炎患者可根据自己的喜好，多听相声，多看喜剧小品，让幽默和欢笑伴随在日常生活中，这样可保持良好的情绪，减轻乙型肝炎患者心烦急躁、忧郁寡欢、失眠多梦等自觉症状，有助于乙型肝炎的治疗和康复，愿乙型肝炎患者笑口常开。当然，笑也应有一定的节制，嬉笑过度不仅对身体无益，反而有碍健康。

30 如何运用赏花疗法调畅乙型肝炎患者的情绪？

咨询：我今年43岁，患有乙型肝炎，由于近段时间病情反复，现在心情很不好，听一个病友说通过赏花疗法可以调整自己的情绪，正好我们家附近有一个花园，我想试一试，可具体方法不太清楚，请问如何运用赏花疗法调畅乙型肝炎患者的情绪？

解答：这里首先告诉您，赏花确实是乙型肝炎患者调整自己的情绪、保持心情舒畅的好方法。

　　自古以来，花卉以其色彩、馨香、风采，给人们带来了愉快、活力、希望，有益于身心健康，赢得了人们的喜欢。在《老老恒言》一书中就有"院中植花数十盆，不求各种异卉，四时不绝更佳……玩其生意，伺其开落，悦目赏心，无过于是"的记载。鲜花草木，以其色、香、味构成不同的"气"，对人的身心有治疗效果。赏花疗法是通过欣赏花卉、鼻闻花香等，以达到治病养生目的的一种独特防病治病方法。

　　风清气爽的原野，花的馨香在风的吹动下，拂面而来，置身其间，头脑顿感清醒，精神为之一振，记忆、理解能力都会增强。那迷人的绿色和花香，千姿百态、五彩缤纷的花卉颜色，可以调节人的情绪，解除紧张、疲劳、郁闷，给人带来心情的喜悦和情绪的升华，有利于自主神经功能的改善，是保持良好情绪的好办法。乙型肝炎患者坚持每天去花圃赏花，有助于自我心理调节，可以在不知不觉中克服急躁情绪，消除心理紊乱，保持良好的情绪。

　　现代研究表明，五彩缤纷的鲜花对人的情绪大有影响，红、橙、黄色的花会使人产生兴奋、振作、热情的情绪，从而增进食欲，消除疲劳；蓝色的花使人觉得娴静、清雅，有助于镇静、安神；白色的花会使人觉得纯洁、清凉、安静，夏日观之，可去心火，除烦躁；绿色的观叶花卉则会使长时间用眼和用脑的人产生舒畅、轻松之感，有益于解除眼睛和大脑的疲劳。迷人的绿色和花香不仅可给人们带来心情的喜悦和情绪的改善，不同种类的花卉植物还可散发出不同的香气，其中挥发性芳香分子与人们的嗅觉细胞接触后，会产生不同的化学反应，使人产生"沁人心脾"之感，花卉能唤起人们美好的记忆和联想，有助于调和血脉，消除神经系统的紧张和身心疲劳，调整脏腑功能。

据测试，经常置身于幽美、芬芳、静谧的花木丛中，可使人的皮肤温度降低 1~2℃，脉搏平均每分钟减慢 4~8 次，呼吸慢而均匀，血流速度缓慢，心脏负担减轻，使人的嗅觉、听觉和思维活动的敏感性增强，头脑清醒，心情舒畅，情绪放松。乙型肝炎患者坚持赏花，不仅可以愉悦优化情绪，而且可以缓解紧张的神经，使自己的身心得以放松，有助于头晕失眠、心烦急躁、神疲乏力等自觉症状的改善和病体的顺利康复，赏花是乙型肝炎患者自我康复的一种好办法。

在施行赏花疗法时，要注意选择环境宁静、范围较大的花园，可边欣赏青绿色植物和花卉，边散步走动，也可静坐或躺卧在花木丛中，尽情地欣赏五彩缤纷的各种花卉。一般以每次 15~30 分钟，每日 1~2 次为宜。

值得注意的是，赏花疗法虽然能使人保持良好的情绪，但并不是所有的乙型肝炎患者都适宜赏花疗法，凡对花粉过敏者、伴有皮肤病等不宜接触花草者，均不宜采用赏花疗法。赏花疗法的作用较弱，只能作为一种辅助手段，应在其他治疗的基础上应用，切不可不结合实际地过度抬高赏花的治疗作用。

31 如何运用集邮疗法调畅乙型肝炎患者的情绪？

咨询： 我今年50岁，自从1个月前查出患有乙型肝炎后，情绪很低落，整天没精打采，我们单位的张老师，患乙型肝炎已多年，可他精神面貌一直不错，询问有何秘诀，他说是坚持运用集邮疗法，我也想试一试，请问如何运用集邮疗法调畅乙型肝炎患者的情绪？

解答： 集邮有益身心健康，集邮也是乙型肝炎患者保持良好情绪的有效方法。著名生理学家巴甫洛夫说："集邮是我发现的一种最好的休息方式。"集邮疗法就是通过高雅的集邮活动来丰富生活，增添生活的情趣，调节人的情志活动，以达到治病养生目的的一种非药物疗法。

实践证明，集邮者得到了陶冶情操和审美的享受，能增添生活的乐趣，增强战胜疾病的信心。通过集邮，可以排除忧虑和烦恼，调节人的精神活动，是消除疲劳和七情劳损，使人保持心情舒畅的好方法。如今，世界上许多国家把集邮列入心理疗法进行研究，集邮疗法能降低疾病的发生率，改善高血压、神经衰弱、乙型肝炎等多种慢性疾病患者的自觉症状。集邮也是乙型肝炎患者保持良好情绪的有效方法。

乙型肝炎患者由于环境、心理、社会及病情诸多因素的影响，常常出现焦虑、紧张、抑郁等不良情绪，集邮确能使乙型肝炎患者保持良好的情绪。五彩缤纷、形状各异的邮票，可以通过视觉刺激，调节大脑的兴奋和抑制功能，有利于自主神经功能的改善，能解除乙型肝炎患者紧张、疲劳、郁闷的情绪，使其头脑清醒，心情舒畅。

集邮疗法简单易行，通常采用欣赏邮票的方式。乙型肝炎患者应用集邮疗法没有严格的禁忌证，但需注意每次欣赏的时间不宜过长，不宜操之过急，尽量做到心神宁静，劳逸结合，一般每次欣赏 20~30 分钟，每日 1~2 次，宜长期坚持，定能解除烦恼，调畅情绪，保持良好的情绪。

除了集邮之外，烟标、酒标、旅游门票、明信片等的收集和欣赏活动也都能帮助乙型肝炎患者驱散焦虑、烦闷等不良的心理因素，使之保持良好的情绪，有助于乙型肝炎患者的治疗和康复，乙型肝炎患者不妨一试。

32 适宜的颜色有利于乙型肝炎的治疗和康复吗？

咨询： 我患乙型肝炎已多年，现在肝功能正常，HBV-DNA 检测阴性，但还是情绪急躁，时常发怒，昨天到医院就诊，医生说适宜的颜色对乙型肝炎的治疗康复有利，建议我把居室的灯换成粉红色，请问适宜的颜色有利于乙型肝炎的治疗和康复吗？

解答： 适宜的颜色确实有利于乙型肝炎的治疗和康复，医生建议您把居室的灯换成粉红色，是因为粉红色的灯光能够调整乙型肝炎患者的情绪，使容易发怒的患者镇静，保持良好的情绪。

人们对色彩的喜爱往往与性格有关。如酷爱红色的人性格常开朗，感情易外露，精力充沛，遇事好胜逞强，甚至雄心勃勃。一位英国学者曾报道，在铁桥涂上黑色易招致走投无路的人去自杀。颜色与人的健康有着密切的关系，古代埃及人和印度人曾利用过色彩调治疾病。前苏联一位医学家发现，红色会使人心理活跃，引起希望，给患者送上一束鲜红的玫瑰花可使患者振奋，增强康复的欲望，有助于提高抗病能力；白色、淡绿色、浅蓝色对心态有缓和作用；医务人员的白色服饰，病房白色、淡蓝色的墙壁、器具均可使人心情镇静、安适，有助于静养。有的学者还报道，淡蓝色的环境能协助高热患者退热，蓝色对感冒也有促进康复作用；高血压患者戴上墨色太阳镜有助于降低血压，青光眼患者戴上绿色眼镜可使眼压降低；蓝光照射可使新生儿黄疸综合征的利胆退黄速度加快。

乙型肝炎患者在不同病期对颜色的需求不尽相同，适宜的颜色有助于调整乙型肝炎患者的情绪，有利于乙型肝炎的治疗和康复。如粉红色的灯光可使容易发怒的患者镇静；粉红色的小屋可协助狂躁的肝性脑病先兆患者平静，并少用镇静剂；涂上白色、浅蓝色的病房有利于减轻肝病患者的心理紧张和对疾病的恐惧感。户外的绿色树荫，嫩绿草坪，风平浪静的湖水及幽雅的绿色环境，都有助于肝病患者的治疗和康复。正在治疗和自我调养的乙型肝炎患者可以有目的地选择有利于自己的色彩和环境。

适宜的颜色有利于乙型肝炎的治疗和康复，人们在探视患者时往往会带上一束鲜花，其原因主要是借助于鲜花的颜色和生机来改善患者阴暗沮丧的心情，使之心情舒畅。当然也不能排除某些颜色对乙型肝炎患者的不良刺激。愿乙型肝炎患者都能在医生的指导下，根据病情的需要选择合适的颜色，以配合治疗，促进病情顺利康复。

33 运动锻炼对乙型肝炎有好处吗？

咨询： 1 周前单位体检时，发现我乙型肝炎表面抗原阳性，之后确诊为乙型肝炎病毒携带者，医生交代我要坚持运动锻炼，说适当运动对我的病情有好处，我的同事小李患急性乙型肝炎，医生却要求他卧床休息，我想不明白，请问运动锻炼对乙型肝炎有好处吗？

解答： 这里首先告诉您，运动锻炼对乙型肝炎患者是有好处的，但能不能运动应根据病情灵活掌握，绝大多数情况下乙型肝炎患者是可以进行运动锻炼的，而有些患者则是需要休息静养的。

运动锻炼也称体育疗法或医疗体育，是通过各种形式的运动，达到调畅气血、锻炼身心、促进疾病康复的一种防病治病手段。生命在于运动，一个健康的人，首先要有健康的体魄，并保持心理的平衡，而运动便是人类亘古不变的健康法宝。原始时代，人们为了防止野兽的侵袭和伤害，需要在运动中强壮身体，增长技能；古人为了祛病延年发明了易筋经、八段锦、五禽戏等运动方法；而如今许多长寿老人，他们的健康之道仍旧是坚持运动锻炼。

运动好比一帖良方，可在一定程度上代替药物，但所有的药物却不能代替运动，运动使生活充满活力和朝气，运动锻炼有助于疾病的康复。运动锻炼是行之有效的调养乙型肝炎的辅助手段，它适用于乙型肝炎病毒携带者、急性乙型肝炎恢复期、慢性乙型肝炎相对静止期以及静止性肝硬化等患者，对于急性乙型肝炎病重阶段、慢性乙型肝炎活动期、活动性肝硬化患者，则应限制运动，以静养为主，重型乙型肝炎更应绝对卧床休息。

运动锻炼的项目多种多样，并非所有的项目都适用于乙型肝炎患者，乙型肝炎患者应在医生的指导下选择适宜的运动健身项目，并注意力戒急躁心理，掌握好运动量，做到循序渐进，以求得最佳的运动健身效果。

34 乙型肝炎患者在运动健身时应注意什么？

咨询： 我是乙型肝炎患者，正在抗病毒治疗，我知道乙型肝炎的治疗是综合的，也清楚运动健身对乙型肝炎的治疗和康复是有利的，我想通过运动健身来提高身体素质，听说运动健身时有很多需要注意的地方，请问<u>乙型肝炎患者在运动健身时应注意什么</u>？

解答： 运动健身的好处是显而易见的，确实有助于乙型肝炎的治疗和康复，但运动健身并不是随意、无限制的，有一些需要注意的地方，包括掌握好适应范围、选择适当的项目、把握好运动的量，以及注意与其他疗法配合等，下面给您简要介绍一下。

（1）掌握好适应范围：动静结合是乙型肝炎患者自我调养的重要法则，要严格掌握运动健身锻炼的适应范围，绝对不能让有禁忌证的乙型肝炎患者进行运动锻炼。重型乙型肝炎应绝对卧床休息，限制运动；急性乙型肝炎、慢性乙型肝炎活动期以及活动性肝硬化患者，则宜以静养为主，若有必要，也只能进行床上活动、床边活动以及室内活动、散步等；无症状乙型肝炎病毒携带者、慢性乙型肝炎相对静止期以及静止性肝硬化患者，在无明显自觉症状、肝功能基本正常的前提下，可根据情况选择简便易行、轻松易学的运动健身方法，如散步逸游法、导引操、健肝操、坐式八段锦等。对于锻炼中出现纳差、乏力、腹胀等身体不适，肝功能异常以及病情反复的患者，应停止运动锻炼，及时找有经验的专科医生诊治。

（2）选择适当的项目：适合乙型肝炎患者的运动健身方法有很多种，如静卧养肝法、散步逸游法、床上活动法、祛病健身早操、健肝操、坐式八段锦、太极拳等等，乙型肝炎患者应在有经验医生的指导下，根据自己的年龄、体质、兴趣爱好以及病情等的不同，选择适宜的运动方式。同时还要注意，无论采取何种运动健身方法，均应在掌握其要领后进行。

（3）把握好运动的量：把握好运动量是乙型肝炎患者运动健身时应当特别注意的。运动量的指标主要是指自我感觉及运动时的心率，乙型肝炎患者在进行运动健身锻炼时，要严格把握运动锻炼的量，千万不可过量。运动量应适中，过量不仅无助于疾病的康复，甚至适得其反，过小也达不到健身的效果。心率一般不宜超过每分钟 110 次，应以无疲劳感为度，且不宜过于激烈的竞技体育项目。开始进行运动锻炼时，运动量宜小，运动时间不宜过长，应循序渐进。乙型肝炎患者的运动健身锻炼非一朝一夕所能奏效，应持之以恒。

（4）注意与其他疗法配合：运动健身锻炼只是乙型肝炎综合调治的一个组成部分，应与其他治疗方法相辅相成、相互促进。运动健身应在药物治疗、饮食调理、情志调节等的基础上进行，以利于提高临床疗效。切不可本末倒置地一味采用运动健身法，而忽视其他治疗方法。

35 乙型肝炎患者如何练习静卧养肝法和静坐呼吸法？

咨询： 我是乙型肝炎患者，听说静卧养肝法和静坐呼吸法运动量不大，消耗体力较少，能有效调整机体气血运行，改善脏腑功能，是乙型肝炎患者较为适宜的运动健身方法，我想试一试，请问乙型肝炎患者如何练习静卧养肝法和静坐呼吸法？

解答： 静卧养肝法和静坐呼吸法确实是乙型肝炎患者较为适宜的运动锻炼健身方法，现将其具体练习方法给您介绍如下，以供参考。

（1）静卧养肝法

姿势：取右侧卧位，头微前俯，头颈保持在左右不倚、稍抬高的位置，脊柱微向后弓，呈含胸拔背之势；右上肢自然弯曲，五指舒伸，掌心向上，置于身前枕上，距身7厘米左右。左上肢自然伸直，放于同侧髋部；右下肢自然伸直，左下肢膝屈曲约成120度角，轻放于右下肢上。

呼吸：轻轻闭口，以鼻作腹式呼吸，先行吸气，用意领气下达小腹，然后呼吸稍作停顿，再把气徐徐呼出，以此反复进行。呼吸时配合默念字句，一般先由三个字开始，以后可增多字数，词句内容应良性有益，如"静""松""好""安好"等，比如吸气时默念"自"字，停顿则默念"己"字，呼气时默念"静"字；舌体也随之起落，吸气时舌抵上腭，停顿时舌不动，呼气时舌下落。

意守：运用意守法，把思维的注意力集中在肝区。

静卧养肝法一般每次练习10~30分钟，每日练习1~2次。

（2）静坐呼吸法

姿势：身体端坐在凳子上，两腿自然分开，与肩同宽，两膝关节弯曲成90度角，两小腿平行且垂直于地面，两脚底踏实地面；两手掌面向下，自然平放两大腿中三分之一处，两肘关节自然弯曲，放松，松衣解带，安定情绪。

呼吸：用鼻呼吸，吸气时舌顶上腭，气自然吸入，意识中引到小腹，此时切勿用力吸气，亦勿用力将气压到小腹，呼气时舌下落，如此反复进行。

静坐呼吸法一般每日练习1~2次，每次10~30分钟。

36 乙型肝炎患者如何练习祛病健身早操?

咨询: 我今年38岁,前几天经检查确诊为乙型肝炎病毒携带者,医生让我在戒除饮酒、保持心情舒畅、保持规律化生活起居的基础上,坚持练习祛病健身早操,说这对提高身体素质很有好处,请问乙型肝炎患者如何练习祛病健身早操?

解答: 祛病健身早操分为举臂呼吸、屈膝屈肘、摆动双手、屈膝屈髋、体肘侧屈、直立轻跳和便步行走7节,下面给您介绍具体练习方法。需要说明的是,乙型肝炎患者在练习祛病健身早操前一定要咨询一下医生,看病情是否适合运动锻炼,以防适得其反。

(1)举臂呼吸

预备姿势:双脚平行站立,距离与肩同宽,双臂自然下垂于体侧,全身放松。

做法:双手侧平举,掌心向下,略抬头吸气;还原成预备姿势,呼气。重复做以上动作4~6次。

(2)屈膝屈肘

预备姿势:双脚稍分开站立,双臂自然下垂于体侧,双眼平视前方。

做法:略屈膝下蹲,同时双手经两侧屈肘,手指触肩;还原成预备姿势。重复做以上动作 4~6 次，呼吸要均匀。

（3）摆动双手

预备姿势：双脚前后自然分立，双臂自然下垂，平视前方。

做法：双手交替前后自然摆动 2 次，呼吸 1 次（手前举与肩同高，后摆之后又回到与肩同高的位置，叫摆动 1 次）。先左脚在前，右脚在后，做 4~6 次；然后右脚在前，左脚在后，重复做 4~6 次。摆动的节奏要慢。

（4）屈膝屈髋

预备姿势：仰卧或坐姿。

做法：屈膝同时屈髋，呼气；还原成预备姿势，吸气。重复做以上动作 4~6 次。动作完毕，要静躺 1 分钟。

（5）体肘侧屈

预备姿势：双脚自然站立，双腿并拢，双臂自然下垂于体侧，全身放松。

做法：身体右侧屈，右手沿右腿外侧下伸，同时侧屈左肘，左手提至左腋下，呼气；还原成预备姿势，吸气。左侧动作同右侧，但方向相反。重复做以上动作 4~6 次。注意身体侧屈时腿不要弯曲。

（6）直立轻跳

预备姿势：双脚平行站立，距离稍比肩窄，双手叉腰，平视前方。

做法：原地轻跳，中等节奏，均匀呼吸，跳 10~12 次。

（7）便步行走

预备姿势：双脚自然站立，双臂自然下垂于体侧，全身放松。

做法：便步行走 3~6 次，节奏要逐渐减慢，同时均匀地呼吸。

37 乙型肝炎患者如何练习健肝操？

咨询： 我今年 36 岁，半个月前单位体检时查出我患有乙型肝炎，我知道适当的运动锻炼对乙型肝炎的治疗康复是很有好处的，昨天听一个病友说练习健肝操就不错，我也想试一试，请问乙型肝炎患者如何练习健肝操？

解答： 健肝操是乙型肝炎患者常用的运动健身方法之一，分为扭腰晃膀、顺风扫叶、按摩两肋、叩足三里、抢击肩背、双手托天、抬头跷腿以及俯撑挺腹 8 节。下面是其具体练习方法，在征得医生同意后，您可以练习一段时间。

（1）扭腰晃膀：两脚开立，与肩同宽，膝胯微屈，肩腰等关节放松，悠缓自然地扭腰晃膀，做到上虚（以上体、肩、腰为重点进行放松）和下实（身体重心下移，紧张点移至两脚），呼吸自然，腰膀晃动不拘姿势，宜轻柔，富于节奏。歌诀为"扭腰晃膀要自然，关节松动软如棉，上虚下实脚抓地，调息会神守中脘"。此式可操练 5~10 分钟。

（2）顺风扫叶：两脚开立，相距 1 米左右。膝微屈，全身放松，两臂顺时针方向在身前轮转 4~8 次，再逆时针方向在身前轮转 4~8 次。两手轮转时上下左右运动幅度越大越好，但动作亦要轻松柔和，称为"顺风扫叶"，也就是强调不要用力，而要用意。

（3）按摩两肋：自然站立，两手分别摩擦两肋，直到局部发红有热感为止。

（4）叩足三里：两拳松握，叩击两小腿上的足三里穴，反复叩击 10~15 次。

（5）抡击肩背：两脚开立，与肩同宽，肩腰放松，以腰带动两臂，用拳抡击肩背等处，如此进行 2~3 分钟。

（6）双手托天：两手十指交叉，经过前上举过头，掌心朝上，呈托天状。两臂上伸时，同时提起脚跟并用鼻轻轻匀缓地吸气；然后两臂放松，十指松开，沿体前上举，同时脚跟下落，并用鼻缓缓呼气。升降共 8~10 次。

（7）抬头跷腿：仰卧，两臂前举，收腹，头和上身尽量抬起，同时两腿伸直高高跷起，5~10 秒钟后落下。如此操练 8~10 次。

（8）俯撑挺腹：俯卧，两臂屈肘置于体侧，再伸臂撑起，抬头挺胸，眼看前方，5~10 秒钟后落下。如此操练 8~10 次。

38 乙型肝炎患者如何散步健身？

咨询： 我是乙型肝炎患者，正在抗病毒治疗，病情控制得还不错，我知道运动锻炼的重要性，也清楚散步是一项简单有效、不受环境条件限制的运动锻炼方式，也一直在进行散步健身，但至今还没有掌握散步的要领，请问乙型肝炎患者如何散步健身？

解答： 俗话说"饭后百步走，活到九十九""没事常散步，不用进药铺"。散步是一项简单而有效的锻炼方式，也是一种不受环境、条件限制，人人可行的保健运动。大量实践表明，乙型肝炎患者根据自己的情况进行适宜的散步锻炼，有助于患者自觉症状的改善和肝功能的复常，散步是促进乙型肝炎患者顺利康复的好办法。

通过适当的散步，可促进四肢及脏器的血液循环，促进新陈代谢，增加肺活量和心输出量，改善微循环，加强胃肠道的蠕动和消化液的分泌，调节免疫、内分泌及神经系统的功能。同时，散步时宜人的环境还能使人愉悦，调节情绪。乙型肝炎患者根据自己的情况每日进行适当的散步，可解除神经、精神疲劳，使人精神振作，心情舒畅，减轻或消除头晕头痛、心烦急躁、神疲乏力等自觉症状，对病体的康复有明显的促进作用。

散步容易做到，但坚持下来却不容易，散步虽好也须掌握要领，散步应注意循序渐进、持之以恒。散步前应使身体自然放松，适当活动肢体，调匀呼吸，然后再从容展步。散步时要保持身体正直，抬头挺胸，两眼平视，随着迈步的节奏，两臂自然而有规律地摆动。散步宜缓不宜急，要根据个人的体力等情况决定速度的快慢和时间的长短，要顺其自然，不宜勉强，可时行时辍，只求逍遥，要量力而行，以不疲劳为原则。散步的方法有普通散步法、快速散步法、反臂背向散步法以及摆臂散步法等多种，乙型肝炎患者一般采用普通散步法，即以每分钟50~80步的速度行走，每次走10~20分钟，每日散步1~2次。

散步何时何地均可进行，但乙型肝炎患者饭后散步最好在进餐40分钟以后。散步时衣服要宽松舒适，鞋要轻便，以软底鞋为好，不宜穿高跟鞋、皮鞋。散步的场地以空气清新的平地为宜，可选择公园之中、林荫道上或乡间小路，也可根据个人情况选择山地等，不要到人多、车多或阴冷、偏僻之地去散步。

39 为什么乙型肝炎患者要合理休息？怎样做才是合理休息？

咨询：我今年46岁，是个乙型肝炎患者，前天刚出院，医生让我在家休养一段时间，并交代要注意动静结合，合理休息，但具体为什么、怎么去做我不太清楚。请问为什么乙型肝炎患者要合理休息？怎样做才是合理休息？

解答：合理休息对乙型肝炎患者来说确实十分重要。乙型肝炎至今尚无特效药物，休息合理与否，关系到乙型肝炎能否顺利康复，休息是治疗乙型肝炎的一项重要措施。所以，乙型肝炎患者一定要注意合理休息，其总的要求是动静结合，合理休息。

有研究表明，人在立位时肝血流量比卧位时减少40%，立位伴有运动时，肝血流量比卧位时减少80%~85%。安静卧位可使肝脏血流量增加，肝内氧气和营养物质供应增加，有利于肝细胞的修复；可使代谢水平降低，减少体力和热能消耗，减少代谢产物特别是乳酸的产生，从而减轻肝脏负担；可增加肾血流量，尿量增加则有利于有害物质的排泄。中医认为，肝藏血，人卧血归于肝；肝主筋，职司全身筋骨关节的运动，过度劳累，则耗血损气，必伤于肝。因此，休息特别是卧床休息对乙型肝炎的尽早康复，避免急性肝炎转变为慢性肝炎或加重病情，是很重要的。当然，休息要做到合理，应根据病情灵活掌握，若过分强调卧床休息，也可能反而加重患者的精神负担。

乙型肝炎患者的休息可以分为完全卧床休息和动静结合休息。当患者肝区疼痛、肝脾肿大、发热、食欲不振、恶心呕吐、疲乏无力，出现黄疸和肝功能严重损害时，需要完全卧床休息。完全卧床休息有助于改善肝功能，可使疾病症状改善得快，可减少急性乙型肝炎转变为慢性乙型肝炎的机会。在病情好转后，可采取动静结合的方式，逐渐增加活动量。一般来说，完全卧床休息适合急性乙型肝炎早期，特别是在发病 20 天以内；慢性乙型肝炎肝炎活动期，特别是黄疸出现和转氨酶猛升的阶段，也宜完全卧床休息；对于重型乙型肝炎患者，更应完全卧床休息，以静为主，因为此时正是大量肝细胞肿胀坏死的关键时刻。卧床休息的时间应根据症状、黄疸、肝脏大小以及肝功能的检查结果等情况来决定。

慢性乙型肝炎稳定阶段、急性乙型肝炎恢复期，则除饭后和晚上睡觉之外不必卧床休息，可采取动静结合的方式休息，适度活动。动静结合的休息方法，可每日下床活动 1~2 小时，起床活动可从扶床站立开始，到靠椅背静坐、倚窗赏景、室内散步，到自理生活，逐渐增加活动量，以增强体力。可以做一些轻微的家务劳动，要注意逐渐增加，不要急于求成。每个人可根据自己的年龄、体质、职业、疾病的轻重不同，摸索出自己适度的运动量。总的原则是运动量的增加以不疲劳为度，每次以自觉微微出汗为度。运动后如果食欲好转，身心愉快，乏力减轻，肝功能改善，则可在此基础上量力而行地加大一些活动量。如果活动后肝区疼痛或肝功能恶化，就立即减少活动量，增加卧床时间，尤其是餐后休息，有利于肝脏的血液循环。只要循序渐进地积极休息，适当运动，无疑会促进乙型肝炎的顺利康复。

乙型肝炎患者出院时，一般仅是临床治愈，肝脏的病变并非完全消失，急性乙型肝炎一般在病后6个月才能完全恢复。出院后，可先做些轻微的活动，然后根据自己的体质情况逐渐增加运动量，但以不疲劳为原则。如果以往是重体力劳动者，则不宜骤然恢复全量工作，在开始工作的头3个月内，由轻微工作、半日工作，逐步过渡到全日工作。恢复工作的半年内，应避免重体力劳动和剧烈运动。对于慢性乙型肝炎稳定期的患者也应由轻微活动逐步过渡到全日工作。如果恢复工作后感到体力不支，不能耐受，症状和肝功能加重或恶化者，则应继续休息。恢复工作后，也要保证充分的休息，午饭后最好睡1小时。

有的乙型肝炎恢复期患者，总怕肝炎复发，长期卧床，反而有碍新陈代谢，造成肥胖，促使肝细胞脂肪变性，延迟肝功能的复常。也有一些患者，不注意休息，病情稍好转就不断活动，致使病情反复。

40 乙型肝炎患者的家庭成员应注意些什么？

咨询： 我今年38岁，前天无偿献血体检时发现乙型肝炎表面抗原阳性，之后确诊为乙型肝炎，我知道乙型肝炎是传染病，现在我很担心我儿子和爱人也会不会被传染，我爱人也是顾虑重重，不知道如何是好，请问**乙型肝炎患者的家庭成员应注意些什么？**

解答： 您和您爱人现在的心情可以理解，毕竟乙型肝炎是一种传染病。乙型肝炎是传染性疾病，其家庭成员是乙型肝炎患者传染的高危人群，如果家庭中发现有人患乙型肝炎，其他成员应及时到医院进行检查咨询，同时还应做好家庭消毒工作等，以预防乙型肝炎的再发生。

家庭中发现有人患乙型肝炎，其他成员应及时到医院检查乙型肝炎"两对半"，以确定是否感染乙型肝炎病毒。对于查出的乙型肝炎病毒感染者，需进一步检查乙型肝炎病毒DNA、肝功能等，并根据专科医生的建议，搞清楚日常生活中应注意的问题，看是否需要治疗等；对于检查没有感染乙型肝炎病毒，但也没有抵抗能力（检查乙型肝炎"两对半"没有出现表面抗体）者，应及时注射乙型肝炎疫苗进行预防；对于检查没有感染乙型肝炎病毒，乙型肝炎"两对半"出现表面抗体者，可暂时不注射乙型肝炎疫苗，待乙型肝炎表面抗体减弱时再注射乙型肝炎疫苗。如果一个家庭中同时检查出 2 个以上的成员如兄弟、姐妹、父子、母子等感染有乙型肝炎病毒，常为乙型肝炎的家族倾向。

乙型肝炎病毒现症感染者具有传染性，须多加注意，一般不主张隔离，但应做到生活用具单独化，不宜与其他家庭成员混用。家庭其他成员也应做好家庭消毒工作，生活用具应定期消毒，消毒的方法用沸水煮 30 分钟、0.5% 次氯酸钠溶液浸泡 5 分钟等。目前家庭用成品消毒剂有健之素、优安净、84 消毒液等，可根据自己的具体条件选择应用。

41 乙型肝炎患者能过性生活吗？

咨询：我今年 27 岁，刚结婚半年，不巧的是 2 个月前我患上了乙型肝炎，目前正在服药治疗，自从患病以后，因为担心会加重病情、传染给爱人，我是 1 次性生活也没有过，爱人很痛苦，我也很内疚。请问乙型肝炎患者能过性生活吗？

解答：这里首先告诉您，乙型肝炎患者能不能过性生活，要视具体情况而定。性功能是人体正常生理功能之一，是夫妻双方的事。性生活能给人们带来幸福，但也能给人体造成危害，特别是患病时。乙型肝炎患者如果不分青红皂白就采取禁欲，那是不对的，但是因为有病在身，且乙型肝炎又是传染病，彼此的性生活就得有所限制，双方应互相谅解。为了乙型肝炎患者能顺利康复，为了他人的身体健康，为了家庭的幸福，乙型肝炎患者一定要节制性生活。

中医认为房劳伤肝肾，可引起肝肾两虚，同时房事可消耗体力，体力的消耗不仅可损及肝细胞修复和再生所需的精微物质，同时可引起肝脏缺血、缺氧，对乙型肝炎患者是加重负担，不利于乙型肝炎患者的治疗和康复。乙型肝炎患者，特别是慢性乙型肝炎患者，肝脏功能有不同程度的损伤，多肝阴不足，肾精耗伤，房事可使肝肾更损，变生他病。乙型肝炎患者病情稳定或康复后，常因性生活过度而使病情反复，慢性乙型肝炎患者也可因性生活过度而使病情缠绵难愈。因此，节制性生活对乙型肝炎患者具有重要意义。

急性乙型肝炎发作期、慢性乙型肝炎活动期以及重型肝炎、活动性肝硬化患者等，应停止性生活；急性乙型肝炎恢复期、慢性乙型肝炎和肝硬化相对稳定期出院后，应暂停性生活，之后根据情况再逐渐恢复性生活；无症状乙型肝炎表面抗原携带者应注意控制性生活的频度。事实告诉我们，一些肝病患者以及无症状乙型肝炎表面抗原携带者，一旦放纵性生活，就会引起肝病暴发、复发或加重。有肝病基础的患者应该自觉控制性生活的频度，如青年人每周不超过 1~2 次，中年人每 1~2 周 1次，中年后期每月 1~2 次较为合适。但在肝功能波动阶段，特别是当转氨酶不稳定和出现黄疸时，应该暂停性生活。至于性生活的适度，其原则可看同床后第二天有无疲乏感作为指标，如果性交次日感到倦怠、腰酸乏力、食欲不振，即可认为是性生活过度，应自觉纠正，延长间距或暂停性生活。

急性乙型肝炎未康复、慢性乙型肝炎病情未静止者，暂时不宜结婚。因为新婚后的性生活不易节制，每次性交时体力和精力的损耗均可加重肝脏负担，使病情恶化或复发。乙型肝炎病毒可存在于精液、经血和阴道分泌物中，可通过性交相互传染，生活中应注意预防。对于乙型肝炎患者的配偶，防护措施一定要到位，乙型肝炎患者的配偶要根据情况注射乙型肝炎免疫球蛋白和乙型肝炎疫苗，在没有进行上述保护措施以及保护性抗体（表面抗体）产生前，必须使用避孕套等防护工具进行性生活，以预防传染的发生。

42 乙型肝炎患者如何保证充足有效的睡眠？

咨询： 我是乙型肝炎患者，知道乙型肝炎患者应注意休息，睡眠是休息的重要手段，保证充足有效的睡眠是乙型肝炎患者顺利康复的必要条件，可我近段时间总是休息不好，也不敢吃镇静药，怕影响疾病的治疗，请问乙型肝炎患者如何保证充足有效的睡眠？

解答： 正像您说的那样，乙型肝炎患者确实要保证充足有效的睡眠。睡眠是休息的重要手段，当一个人困倦的时候，特别是患病的时候，需要休息，而休息的主要方式就是睡眠。睡眠是一种保护性抑制，可提高机体的多种功能，是人类休养生息，精神恢复及热能储存的重要方式，保证充足的睡眠是乙型肝炎患者顺利康复的必要条件。当然并不是说睡得越多越好，久卧会造成新陈代谢下降，营养障碍，气血不畅，筋脉不舒，反而不利于乙型肝炎的治疗与康复。一般认为，急性乙型肝炎恢复期及慢性乙型肝炎患者每晚睡 8 小时，中午休息 1 小时就可以了。急性发作期的患者，则应根据具体情况灵活掌握。

睡眠并不像人们常说的那样"想睡就睡"就可以了，某些不良的睡眠习惯往往影响正常睡眠。睡眠要注意质量，高质量的睡眠可使身体得到充分休息，反之即使睡眠时间较长，也达不到应有的休息效果。要保证良好的睡眠，必须有一个良好的睡眠习惯，做到安卧有方。首先应避免不必要的熬夜，熬夜多了就会扰乱睡眠规律，要保证睡眠时间、注意睡眠质量，做到按时睡觉。其次要做好睡前准备，睡前不应思虑太多及进行剧烈运动，也不宜饮茶、饮咖啡、吸烟、吃巧克力等，晚餐宜清淡，不可吃得过饱、过少或过咸，睡前可用温水泡脚，做几节保健按摩操；在床铺的选择上，以硬度适当而又有弹性的棕绷床、席梦思床为好，避免太硬或太柔软的床，枕头应透气、吸湿性好，枕高以 8~10 厘米为宜，必要时可制成药枕。

要注意睡眠的姿势，俯卧位是不可取的，这样胸腹部都受到压迫，呼吸不畅，妨碍睡眠。睡眠最好是采取右侧卧位，因为肝脏位于腹腔右上部，如患者睡向左侧，肝脏位于腹腔动脉的上方，动脉中的血液必须"爬陡坡"上行到肝脏；如患者平卧，肝脏的位置也稍高于腹腔动脉，动脉血也必须"爬小斜坡"流向肝脏，这两种卧床位也对肝脏的血流都不利。取右侧卧位，肝脏位于腹腔动脉下方，动脉血就"沿下坡"流向肝脏，同时使心脏不受压迫，促进胃肠蠕动排空，加上全身肌肉放松，不仅为肝细胞再生提供了充足的营养素，还使睡眠安稳、舒适、自然，有利于乙型肝炎患者的康复。

另外，居住环境对睡眠也有影响，居室应安静，通风良好，温度、湿度适宜，尤其要避免光源及噪声影响睡眠。

43 乙型肝炎患者日常生活中有哪些禁忌？

咨询：我今年40岁，1周前查出患有乙型肝炎，我知道疾病是三分治疗，七分调养，日常生活中不注意自我保健，麻痹大意，不注意禁忌，很容易导致乙型肝炎病情反复，请问乙型肝炎患者日常生活中有哪些禁忌？

解答：自我保健是乙型肝炎患者病情得以稳定康复的重要一环，乙型肝炎患者除注意正确用药，定期复查外，日常生活中还应注意以下禁忌。

（1）禁过多食用肉和糖类食物：日常生活中食用肉类和糖类过多，势必使体内脂肪堆积，天长日久，身体肥胖，肝脏脂肪增多，甚至出现脂肪肝，使有病的肝脏负担加重，不利于病体的康复，重者促使病情恶化，所以，乙型肝炎患者日常生活中应注意禁过多食用肉类和糖类食物。最好安排多样化的均衡饮食，平时食物应以大米、面粉、瘦肉、新鲜水产品、鸡蛋、豆制品、各种蔬菜、水果、植物油为主，适当用糖，少食动物脂肪、油炸食品等，并注意戒酒，控制体重。

（2）禁过重的体力和脑力劳动：过重的体力和脑力劳动消耗大量的营养和氧气，使肝脏的能量和营养供应大幅度减少，削弱了机体的抗病能力，不利于肝脏的修复和再生，不利于肝功能恢复正常，所以乙型肝炎患者日常生活中应注意避免过重的体力和脑力劳动。乙型肝炎患者在病情稳定阶段，宜动静结合，适当休息，掌握好"度数"。活动后以轻松舒适，不感到疲乏、恶心以及自觉症状加重为原则。要做到起居有常，不要轻易打破良好的生活规律。病情波动时最好卧床休息，静养康复。

（3）禁忌抑郁恼怒和恣情纵欲：情绪不良、郁郁寡欢不利于乙型肝炎的治疗和康复，保持乐观情绪是乙型肝炎患者自我康复的要旨，乙型肝炎患者宜保持心胸开阔，乐观向上，心情舒畅，切忌抑郁恼怒。恣情纵欲耗体力，伤元气，对乙型肝炎的治疗康复不利，乙型肝炎患者在病情不稳定时一定要禁房事，处于病情稳定阶段的乙型肝炎患者以及乙型肝炎病毒携带者应根据自己的病情节制性生活的频度，以防致使病情反复。

（4）切忌不加分析地乱用药物：肝脏是人体最大的代谢器官，所有药物都要在肝脏分解、转化、解毒、代谢，乱用保肝药必定会加重肝脏的代谢负担。另外各种药物的成分错综复杂，药物之间的化学成分及拮抗作用很可能导致肝脏损害加重，药物本身长期使用也会有一定的毒副作用。因此乙型肝炎患者用药时一定要在有经验医生的指导下规范使用，切忌不加分析地乱用，广告、"义诊"宣传的特效药物都应冷静对待，最好不用。

44 乙型肝炎患者怎样保持规律化的生活起居？

咨询： 我 1 个月前因急性黄疸型乙型肝炎在医院住院治疗，昨天刚出院，出院时医生让我在家休养一段时间，并说一定要保持规律化的生活起居，但具体怎么保持规律化的生活起居当时并没说清楚，请问乙型肝炎患者怎样保持规律化的生活起居？

解答： 任何事物都有其自然规律，人体也有精密的生物钟，睡眠与苏醒，血糖、激素的分泌，食物的消化吸收过程，以及体温、血压、脉搏等的变化，都受生物钟的影响。人的生活与生物钟同步，才能协调。规律的生活起居有利于大脑皮质把生活当中建立起来的条件反射形成固定的动力定型，有利于神经系统能量代谢和神经递质的传递，使大脑和体内各器官保持良好的功能和工作状态。

良好的居住环境是乙型肝炎患者得以顺利康复的前提和基础，做到起居有常、生活有规律则是病体得以顺利康复的重要条件，乙型肝炎患者为了病体的顺利康复，一定要做到生活有规律。每天要按时睡觉，按时起床，并制定出生活作息时间表，养成有节奏、有规律的生活习惯，做到起居有常，按部就班，使生活顺从人体生物钟的节拍，不要因为工作、社交活动、家庭琐事或娱乐活动破坏正常的作息时间。生活有序，大脑皮质就会形成相应的条件反射，以保证内脏器官有条不紊地工作，促进肝脏功能恢复正常，保证乙型肝炎的顺利康复。

早晨起床后最好到室外活动一会，多呼吸新鲜空气。活动性乙型肝炎患者应以静养休息为宜，避免劳动、劳累；病情处于康复阶段者要量力而行地工作，工作与休息要交替进行，做到劳逸结合。应避免过于劳累，避免久坐、久立、久行和久卧，体力劳动后应注意充分休息，脑力劳动后应注意精神松弛。要根据乙型肝炎患者的具体情况选择饮食，做到饮食有节，"早饭吃好，午饭吃饱，晚饭吃少"，避免过饥过饱，可多吃水果、蔬菜，少吃肥腻之品。晚上睡觉前不宜看惊险小说、电视以及竞争激烈的体育比赛转播，睡前可到户外活动 10~20 分钟，放松一下，并可用温水泡脚，以利正常睡眠。要注意气候的变化，及时增减衣服，以防受凉感冒。

45 怎样防止乙型肝炎病情反复？

咨询：我患乙型肝炎已十多年，前段时间因家中翻修房屋劳累，致使病情加重，经住院治疗 1 个多月，病情才好转稳定，于昨天出院，出院时医生特别交代回家后一定要时时注意，不要让病情再反复，请问<u>怎样防止乙型肝炎病情反复？</u>

解答：医生给您交代的您一定要引起重视，乙型肝炎患者稍不注意就可出现病情反复，怎样防止乙型肝炎病情反复这个问题有很多患者问过，这里简要回答如下。

急性乙型肝炎在恢复期或临床基本治愈后，一般在初次发病后6个月内，有1%~2%的患者重新出现急性肝炎的各种症状，慢性乙型肝炎患者常常时好时坏，易于反复。乙型肝炎患者病情复发的原因不仅因为乙型肝炎病毒在人体内未被彻底清除，还与急性期休息不充分、过早地从事体力劳动、饮食无节制、饮酒等密切相关。随着病情的反复，乙型肝炎不但更难治愈，而且肝脏的损害日趋严重。为了防止乙型肝炎病情反复，促使患者顺利康复，应注意以下几个方面。

（1）勿过劳：肝炎患者要严格遵守医嘱，做到合理休息。临床治愈后工作可从半日工作逐渐过渡到全日工作，由轻微活动到一般劳动，半年内避免重体力劳动，节制性生活。肝脏病理修复远较临床指标复常缓慢得多，临床治愈后，肝脏病变至少还要3个月才逐渐修复，有的患者一离开医院就不注意休息，结果使病情恶化、复发，个别人因一时纵欲或疏忽，导致不可挽回的结果。当然，强调休息并不是要求绝对卧床，要做到动静结合。轻度家务劳动和非剧烈运动，如散步、做操、打太极拳等有利于机体血液循环，能增加内脏器官的功能，对肝病的恢复是有益的，均可根据情况参加。活动后以微微出汗，休息后感到身体轻松、不疲乏为度。

（2）慎用药：要在医生的指导下谨慎用药，可适当服用一些对肝脏有益的药物，不必要的药物尽量不吃，特别是对肝脏有害的药物，如镇静药、避孕药等，以免加重肝脏的负担。

（3）节饮食：由于肝炎患者消化功能减退，恢复需要一个过程，所以应注意饮食的调节，饮食以清淡、易消化、富有营养为宜，慎食肥腻不易消化之品，并戒烟酒。

（4）防感染：肝炎患者免疫功能低下，体质较弱，且恢复缓慢，极易被各种致病因素侵袭，引起感冒、肺炎、支气管炎、泌尿系感染、皮肤感染等，使已恢复或静止的病情再度活动和变化。要根据气候的变化及时增减衣服，注意起居和个人卫生，患其他病后要及时治疗。

（5）畅情志：正确对待肝炎，保持心情舒畅，待人处世要胸怀宽广、冷静。怒能伤肝，情绪不佳不仅不利于肝炎的康复，还易致使肝炎复发，日常生活中应特别注意。

（6）宜避孕：妊娠反应或妊娠期可使母体的新陈代谢增加，加重肝脏的负担，对肝炎的康复不利。因此，在肝炎发病期或肝炎治愈后1年内要坚持避孕，如果必须用避孕药时，也要注意选择毒性小的，以防加重病情或肝炎复发。

（7）勤复查：由于肝炎容易复发，饮酒、劳累等都可致使病情反复，所以应注意定期复查。一般来讲，急性肝炎治愈出院的患者第一个月每半月复查1次，如2次都正常，就可以1~3个月复查1次；慢性肝炎1~3个月复查1次，间隔最长不应超过半年；无症状的乙型肝炎病毒表面抗原携带者每半年复查1次。同时，复查的时间还应根据其自我感觉等灵活掌握。不能认为，能吃饭、能睡觉、感觉良好，就不去管它。不少急性肝炎患者急性期症状消失，但肝功能并未正常，如不坚持治疗就有可能使病情迁延，导致慢性肝炎。也有不少慢性肝炎患者症状不明显，但病情仍在发展，直到发展为肝硬化、出现腹水才就医。所以，应定期检查身体，复查肝功能等。